U0302178

权威专家为患者答疑解惑

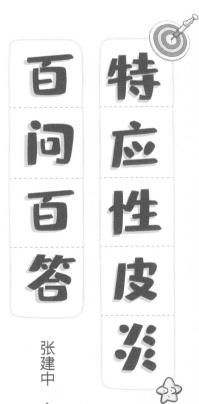

特应性皮炎

百问百答

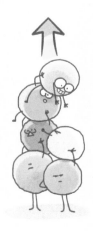

张建中　主编

科学技术文献出版社
SCIENTIFIC AND TECHNICAL DOCUMENTATION PRESS

·北京·

图书在版编目（CIP）数据

特应性皮炎百问百答 / 张建中主编. — 北京：科学技术文献出版社，2022.10
（2025.5重印）
ISBN 978-7-5189-9508-0

Ⅰ.①特…　Ⅱ.①张…　Ⅲ.①特应性皮炎—防治—问题解答　Ⅳ.①
R758.29-44

中国版本图书馆CIP数据核字（2022）第152821号

特应性皮炎百问百答

策划编辑：王黛君　责任编辑：王黛君　吕海茹　责任校对：张吲哚　责任印制：张志平

出　版　者	科学技术文献出版社	
地　　　址	北京市复兴路15号　邮编　100038	
编　务　部	（010）58882938，58882087（传真）	
发　行　部	（010）58882905，58882868	
邮　购　部	（010）58882873	
官 方 网 址	www.stdp.com.cn	
发　行　者	科学技术文献出版社发行　全国各地新华书店经销	
印　刷　者	北京虎彩文化传播有限公司	
版　　　次	2022年10月第1版　2025年5月第5次印刷	
开　　　本	880×1230　1/32	
字　　　数	197千	
印　　　张	8.5	
书　　　号	ISBN 978-7-5189-9508-0	
定　　　价	59.80元	

版权所有　违法必究

购买本社图书，凡字迹不清、缺页、倒页、脱页者，本社发行部负责调换

编委会

主编

张建中　　北京大学人民医院

编委（按姓氏拼音排序）

崔　勇　　中日友好医院
高兴华　　中国医科大学附属第一医院
耿松梅　　西安交通大学第二附属医院
雷铁池　　武汉大学人民医院
李　巍　　复旦大学附属华山医院
梁　源　　首都医科大学附属北京儿童医院
梁云生　　南方医科大学皮肤病医院
龙　海　　中南大学湘雅二医院
马　琳　　首都医科大学附属北京儿童医院
宋志强　　陆军军医大学附属西南医院
陶　娟　　华中科技大学同济医学院附属协和医院
王　芳　　中山大学附属第一医院
王　华　　重庆医科大学附属儿童医院
王建琴　　广州市皮肤病防治所
谢志强　　北京大学第三医院
姚　煦　　中国医学科学院皮肤病研究所
赵　琰　　北京大学人民医院
支玉香　　中国医学科学院北京协和医院

主编助理

刘　萍　　北京大学人民医院
胡宇晴　　北京大学人民医院

前言

　　特应性皮炎是一种慢性、炎症性、瘙痒性皮肤病，我国老百姓通常说的"湿疹"其中大部分就是特应性皮炎。本病发病率高，在我国，15% ～ 20% 的儿童和 3% ～ 8% 的成人受特应性皮炎的困扰，估计我国有 7000 万 ~9000 万特应性皮炎患者。由于大面积皮疹、渗出和感染，以及剧烈的瘙痒，特应性皮炎给患者带来很多躯体痛苦和精神负担，严重影响患者的生活质量。特应性皮炎对家庭和社会的影响也不可轻视，据世界卫生组织统计，特应性皮炎的社会疾病负担在所有皮肤病中位列第一。

　　特应性皮炎是慢性、复发性疾病，还可合并过敏性鼻炎、哮喘、系统性过敏症等，因此，做好疾病的科学诊治和长期管理十分重要。在过去相当长的时间里，不少患者轻视特应性皮炎，认为起了疹子抹抹药就行，疹子下去就停药，后果往往造成疾病频繁复发且越来越严重，久治不愈，心力交瘁。一些医生也把"湿疹"当成常用的"纸篓子"诊断，只要患者有皮疹、瘙痒就诊断湿疹，缺乏"规范化治疗和长期管理"的理念，致使很多特应性皮炎从轻度变为重度，从简单病变为复杂病，临床上有很多这样的例子。实际上，特应性皮炎只要做到早诊断、早干预、合理防治、科学管理，就能够很好地控制，使患者像健康人一样生活和工作。

　　做好特应性皮炎的诊治和管理，对患者（尤其是患儿家长）的教育十分重要，只有提高了患者和家属对本病的认识、掌握了必要的防治技能，才能把特应性皮炎的防治做好，患者及其家属应该知道特应性皮炎是一种什么样的疾病、病因是什么、发病机制是什么、如何预防、日常生活中应注意什么、如何自我判定疾病的复发、如何与医生配合、什么情况下用什么药、药物用多长时间、应该纠正哪些错误认识和不良习惯等。

本书共收录特应性皮炎相关问题 200 个，专家们对患者的意见和需求非常重视，其中许多问题就是从患者或患儿家长中征集的。这些问题涉及疾病基础知识、临床表现、发病机制、治疗方式、病情评估、日常护理等九个方面。我们希望通过这些问题的解答，帮助患者和患儿家长了解一些特应性皮炎的相关知识，纠正一些既往形成的认识上的误区（如随意忌口、不敢外用糖皮质激素等），在日常生活中能注意避免一些诱发或加重的因素（如感染、接触过敏原、过度烫洗和搔抓等），学会自我观察病情和进行基本治疗。本书对常用特应性皮炎的治疗药物和使用方法也进行了较详细的介绍，还特别介绍了近几年新上市的特应性皮炎新药，使患者在使用各种药物和接受各种治疗时能"心中有数"。但是，患者是有个体差异的，我们希望患者用药时尽量先咨询专业医生的意见，尤其是病情严重的患者切记随意滥用药。

本书采用"一问一答"的形式，针对单个知识点进行讲解，便于患者或家长找到自己关心的问题，并且能很快找到答案，适宜特应性皮炎患者及儿童患者家长阅读。我们希望本书能成为特应性皮炎患者了解自己病情的"权威、全面、专业"的便利"知识库"和"工具包"，帮助他们提高对特应性皮炎的认识和自我管理水平。

本书由全国 20 多位教授及其团队共同创作，参与者长期从事特应性皮炎的临床和科研，积累了大量经验。这本是关于特应性皮炎的科普读物，是皮肤科专家送给特应性皮炎患者和患儿家长的一份礼物。

各位教授及其带领的特应性皮炎中青年医生团队在本书的编写过程中付出了辛苦的劳动，主编助理刘萍医生、胡宇晴医生及本书责任编辑在组稿、审校、编辑方面做了大量工作，在此一并致谢！

2022 年 8 月于北京

目　录 CONTENTS

第一章

特应性皮炎的
基础知识

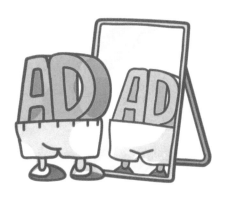

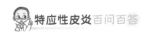
什么是特应性皮炎？

特应性皮炎（atopic dermatitis，简称 AD）也称异位性皮炎或特应性湿疹，是一种常见的慢性、复发性、过敏性皮肤病。对大多数老百姓来说，特应性皮炎看似是一个陌生的疾病。但随着临床对疾病研究的深入，目前皮肤病学界普遍的共识是：以往大家耳熟能详的"湿疹"，绝大部分就是特应性皮炎。

特应性皮炎有一定的遗传背景，即大家熟悉的遗传过敏体质。儿童是特应性皮炎的好发人群，发达国家儿童的患病率为 10%~20%，成人患病率为 5%~10%。可见，特应性皮炎是皮肤科医生不可忽视的一大疾病。

特应性皮炎的典型症状包括长期皮肤干燥、反复湿疹样皮疹和剧烈瘙痒；不仅如此，部分患者还合并过敏性鼻炎、哮喘等其他系统的过敏性疾病。难以忍受的瘙痒不仅给患者的生活质量造成严重负面影响，也给家庭和社会带来沉重负担。既往对特应性皮炎的治疗方法比较单一，但随着医疗技术的不断进步，目前，特应性皮炎已进入靶向治疗和综合治疗的时代。通过合理治疗和疾病管理，特应性皮炎患者能够实现对疾病的长期控制，最终回归正常生活。

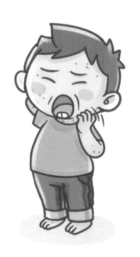

"特应性"是什么意思？

　　"特应性"指的是个体对外界普遍存在的无害物质（如花粉、牛奶等）发生过敏的现象，表现为机体产生针对这些物质的特异性抗体（通常是 IgE，免疫球蛋白 E），并出现皮炎、瘙痒、流涕、打喷嚏、哮喘等过敏症状。

　　老百姓常说的"过敏体质"即是对该现象的一种通俗解释。与"特应性"相关的疾病主要有特应性皮炎、过敏性鼻炎、慢性鼻窦炎伴鼻息肉、哮喘、结膜炎和食物过敏。可见，"特应性"是一个较大的范畴，具体的过敏症状可能涉及多个身体部位。同时，"特应性"还意味着具有一定的遗传倾向，父母一方如有"特应性"疾病，子女罹患过敏性疾病的概率则大大增加。

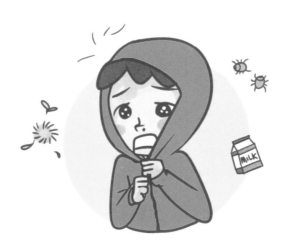

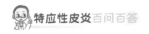

过敏体质会改变吗?

特应性皮炎又称遗传过敏性皮炎,说明遗传因素在特应性皮炎的发病中发挥很大作用。过敏体质的原因是遗传,因此过敏体质很难改变。

但并非过敏体质就必然会发病,环境因素与特应性皮炎的发生也有重要关系。

有过敏体质的个体在日常生活中要注意尽量避免接触过敏原,要保持室内合适的温度、湿度与清洁度,平常要注意合理锻炼身体,避

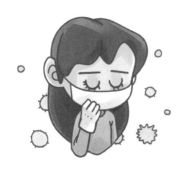

免辛辣食品,避免饮酒,预防感冒,避免搔抓,洗澡时避免热水烫和过度搓澡,洗澡后要合理使用保湿润肤乳,若发生感染及时就医。这些措施都能在一定程度上预防特应性皮炎的发生和加重。

什么样的人容易患特应性皮炎？

特应性皮炎的发生主要有两个危险因素。

1.先天或后天因素造成皮肤屏障缺陷。皮肤是人体的天然屏障，皮肤细胞产生的表皮蛋白是构成皮肤屏障的重要成分。当表皮蛋白的基因出现问题（突变），就会造成表皮蛋白结构和功能的异常，进而使皮肤屏障功能受损，皮肤也会因此失去对外界的抵抗能力，外界的过敏原和感染原就容易通过皮肤进入人体，产生红斑和瘙痒等症状。大家经常提到的"鱼鳞样皮肤"就是皮肤屏障功能受损的典型表现之一。

2."特应性"疾病家族史也是特应性皮炎的危险因素。"特应性"疾病患者所生的子女患特应性皮炎的概率是正常人的 2~5 倍。有的患者在二级亲属（祖父母、外祖父母、叔、伯、姑、舅、姨等）或三级亲属（表兄妹、堂兄妹等）中也可有"特应性"疾病家族史。

因此，特应性皮炎的发病原因是遗传易感性和环境因素共同决定的。

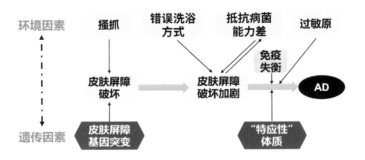

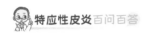

我国特应性皮炎患病率大概是多少?

在过去的 30 年间，全球范围内特应性皮炎患病率逐年增加，我国亦不例外。

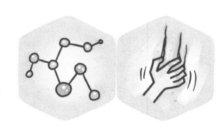

2002 年我国 10 个城市学龄前儿童（1~7 岁）特应性皮炎的患病率为 2.78%。

2012 年流行病学调查显示，上海地区 3~6 岁儿童特应性皮炎的患病率达 8.3%。

2014 年，我国 12 个城市 1~7 岁儿童特应性皮炎的患病率已达到 12.94%，1~12 月龄婴儿特应性皮炎的患病率达 30.48%，与日 / 韩等亚洲发达国家十分接近。

目前，我国成人特应性皮炎的患病率为 3%~8%。

我国目前有 7000 万 ~9000 万特应性皮炎患者，轻度患者约占 2/3，中重度患者占 1/3。

特应性皮炎会遗传吗?

　　回答是肯定的。我国过去曾经把特应性皮炎叫作遗传过敏性皮炎,几乎所有的特应性疾病都有遗传倾向,特应性皮炎也不例外。如果父母中有一人或两人患有特应性皮炎,他们的孩子患病的概率则较高。研究显示,大约 70% 的特应性皮炎患者有特应性疾病的家族史,而患有特应性皮炎的父母(任何一方)所生子女患有特应性皮炎的概率是正常人的 2~5 倍。

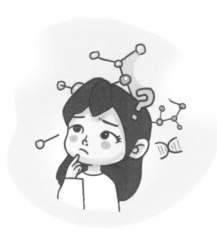

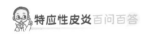

特应性皮炎能预防吗？

特应性皮炎的预防难度较大。但是通过现代医学方法和正确的疾病管理能够帮助我们寻找患病原因和诱发疾病加重的因素，如通过润肤、改善生活环境、避免接触过敏原等策略，可减少疾病复发概率。

目前，已有两项国外研究显示，对于有特应性皮炎风险的新生儿和婴幼儿，加强润肤能降低特应性皮炎 32%~50% 的发生概率。润肤的目的是维护婴幼儿不健全的皮肤屏障，因此，润肤可以有效预防特应性皮炎的发生。

另外，居住环境不要过于潮湿、家中不养宠物和过多的花草、避免热水烫洗、保持室内合适的温度和湿度、穿着宽松的纯棉衣服、不过度劳累等对于预防特应性皮炎都有一定意义。

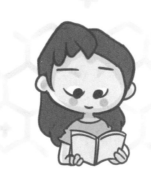

特应性皮炎会传染吗？

　　不会，特应性皮炎不是传染病。特应性皮炎并不是由病原体直接导致的疾病，因此不具有传染性。不过由于特应性皮炎患者皮肤屏障功能受损，因此增加了感染外界病原体的机会。所以，特应性皮炎患者应注意自我防护和皮肤清洁。

　　特应性皮炎患者在家照顾老人、孩子，以及在外工作都没问题。患者家属和大众也应知道特应性皮炎不具有传染性，切不能因为患者的皮肤问题而远离，甚至歧视他们。

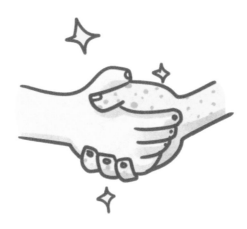

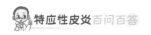

妊娠期特应性皮炎会对胎儿或孕妇造成影响吗？

怀孕期间激素水平的变化对免疫平衡有着直接或间接影响，因此，特应性皮炎患者在妊娠期有可能复发或加重病情。对于孕妇来说，妊娠期特应性皮炎最大的挑战在于治疗措施对孕妇和胎儿的安全性。也正是由于安全性问题，许多孕妇不敢治疗特应性皮炎，进而使疾病得不到有效控制。

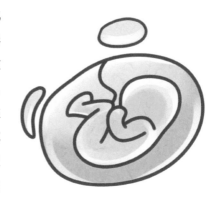

妊娠期特应性皮炎如果较重，可导致孕妇感染单纯疱疹病毒和金黄色葡萄球菌。同时，疾病还会对"准妈妈"有心理和生理两方面的影响。实际上，绝大多数特应性皮炎妈妈生下的宝宝都是健康的，因此，特应性皮炎孕妇不要过度担心。

特别要指出的是，在尚没有明确过敏原和疾病关系的前提下，妊娠期盲目忌口（包括忌食牛肉、羊肉、蛋类、海鲜等）对预防或改善疾病并无帮助，反而可能造成妊娠期孕妇和胎儿营养缺乏。因此，妊娠期特应性皮炎需要积极治疗、沉着应对。

特应性皮炎的预后如何?

　　婴儿期、儿童期发病的特应性皮炎,约半数患儿随着皮肤屏障功能的发育完善而逐步好转和痊愈,病情轻的个体更易痊愈;约半数患儿,特别是病情比较重的患儿,病情会迁延发展到青少年和成人期。在青少年和成人期发病的特应性皮炎则绝大多数呈慢性经过,常常缓解和加重交替。

　　由于反复的湿疹、瘙痒,特应性皮炎对生活质量会有不同程度的影响,严重的患者常有睡眠障碍、焦虑、抑郁等心理和精神疾病。特应性皮炎常合并食物过敏、哮喘、过敏性鼻炎等其他过敏性疾病。一些特应性皮炎患者发生炎性肠病和淋巴瘤的风险也有所增高。

　　因此,应该及时治疗干预,控制病情进展,如存在合并症,应同时治疗。

　　特应性皮炎经过正规治疗可完全缓解,使皮疹和瘙痒消失,患者可正常工作和生活。因此,绝大多数特应性皮炎的预后是好的。

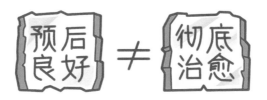

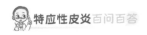

特应性皮炎会越来越重吗?

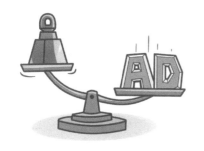

特应性皮炎的表现个体差异很大,有的只有几处皮疹,有的则可泛发全身;有的瘙痒较轻,不影响生活,有的则瘙痒剧烈,严重影响睡眠;有的只是皮炎,而有的还合并哮喘等其他特应性疾病。大部分重度特应性皮炎是由轻度发展而来的,往往是由于延误治疗或治疗不规范(如用药不当或过早停药等)所导致。如果在特应性皮炎的早期就能正确地治疗,往往可以阻止疾病的发展。因此,正确、合理的治疗对于防止特应性皮炎进一步发展十分重要。

患者平时应当注意引起特应性皮炎复发或加重的原因,尽量避免或减少这些因素的影响,在衣、食、住、行、洗等方面多加注意,并注意与医生的配合,坚持用药、定期复诊,病情有变化时及时调整治疗,以防止病情加重、合并症发生。

避免加重因素、及时治疗、合理治疗、坚持治疗、合理护肤,对于防止特应性皮炎病情加重非常重要。

特应性皮炎有后遗症吗?

　　大部分皮疹痊愈后不留后遗症,部分患者可能会有轻度的后遗症,如皮肤反复炎症和搔抓可能遗留暂时性皮肤色素沉着,往往需要 3~6 个月,甚至更长的时间才能恢复。

　　严重搔抓有时可导致瘢痕形成,若继发的感染部位深也会遗留瘢痕。在重度儿童特应性皮炎患者中,睡眠障碍可导致患儿注意力缺陷、多动障碍、影响身体发育等。

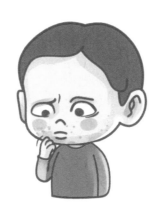

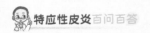

参考文献

[1] 中华医学会皮肤性病学分会免疫学组，特应性皮炎协作研究中心．中国特应性皮炎诊疗指南（2020 版）．中华皮肤科杂志，2020，53（2）：81-88．

[2] LAUGHTER M R，MAYMONE M B C，MASHAYEKHI S，et al.The global burden of atopic dermatitis: lessons from the global burden of disease study 1990-2017.Br J Dermatol，2021，184（2）：304-309.

[3] COCA A F，COOKE R A.On the classification of the phenomena of hypersensitiveness. Journal of Immunology，1923，8（3）：163-182.

[4] JOHANSSON S G，BIEBER T，DAHL R，et al.Revised nomenclature for allergy for global use: Report of the Nomenclature Review Committee of the World Allergy Organization，October 2003.J Allergy Clin Immunol，2004，113（5）：832-836.

[5] SANDILANDS A，SUTHERLAND C，IRVINE A D，et al.Filaggrin in the frontline: role in skin barrier function and disease.J Cell Sci，2009，122（Pt 9）：1285-1294.

[6] WADONDA-KABONDO N，STERNE J A，GOLDING J，et al.Association of parental eczema，hayfever，and asthma with atopic dermatitis in infancy: birth cohort study. Arch Dis Child，2004，89（10）：917-921.

[7] KÜSTER W，PETERSEN M，CHRISTOPHERS E，et al.A family study of atopic dermatitis. clinical and genetic characteristics of 188 patients

and 2，151 family members.Arch Dermatol Res，1990，282（2）：98-102.

[8] GUO Y，LI P，TANG J，et al.Prevalence of atopic dermatitis in Chinese children aged 1-7 ys.Sci Rep，2016，6：29751.

[9] WEN H J，CHEN P C，CHIANG T L，et al.Predicting risk for early infantile atopic dermatitis by hereditary and environmental factors.Br J Dermatol，2009，161（5）：1166-1172.

[10] SIMPSON E L，CHALMERS J R，HANIFIN J M，et al.Emollient enhancement of the skin barrier from birth offers effective atopic dermatitis prevention.J Allergy Clin Immunol，2014，134（4）：818-823.

[11] HORIMUKAI K，MORITA K，NARITA M，et al.Application of moisturizer to neonates prevents development of atopic dermatitis.J Allergy Clin Immunol，2014，134（4）：824-830.

[12] DICARLO A，AMON E，GARDNER M，et al.Eczema herpeticum in pregnancy and neonatal herpes infection. Obstet Gynecol，2008，112(2 Pt 2)：455-457.

[13] ANDERSSON N W，LI Q，MILLS C W，et al.Influence of prenatal maternal stress on umbilical cord blood cytokine levels. Arch Womens Ment Health，2016，19（5）：761-767.

[14] BRAIG S，WEISS J M，STALDER T，et al.Maternal prenatal stress and child atopic dermatitis up to age 2 years:The Ulm SPATZ health study. Pediatr Allergy Immunol，2017，28（2）：144-151.

[15] ELBERT N J，DUIJTS L，DEN DEKKER H T，et al.Maternal psychiatric symptoms during pregnancy and risk of childhood atopic

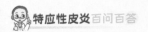

diseases.Clin Exp Allergy，2017，47（4）：509-519.

[16] ABUABARA K，MARGOLIS D J，LANGAN S M.The long-term course of atopic dermatitis.Dermatol Clin，2017，35（3）：291-297.

[17] SILVERBERG J I，PALLER A S. Association between eczema and stature in 9 US population-based studies. JAMA Dermatol，2015，151（4）：401-409.

第二章

特应性皮炎的
临床表现

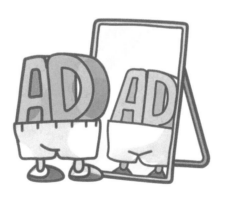

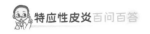

特应性皮炎典型的临床表现有哪些?

特应性皮炎通常初发于婴儿期,但近年来的研究发现,晚发的特应性皮炎患者并不少见。特应性皮炎通常呈慢性或慢性复发性过程,临床表现多种多样,一般来讲,特应性皮炎最基本的临床特征主要包括皮肤干燥、慢性湿疹样皮损和明显瘙痒。特应性皮炎的临床表现在不同年龄阶段(婴儿期:出生至 2 岁;儿童期:2~12 岁;青少年与成人期:12~60 岁;老年期:>60 岁)有不同特点。

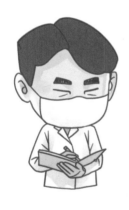

此外,特应性皮炎患者还常常伴有一些有助于疾病诊断的特征性临床表现,包括鱼鳞病、毛周角化、掌纹症、手足部皮炎 / 湿疹、眼睑湿疹、乳头湿疹、唇炎、复发性结膜炎、睑下褶痕、鼻下和耳根皱褶处湿疹、睑周黑晕、白色糠疹、出汗时瘙痒、对羊毛敏感、过度虫咬反应、白色划痕等。

特应性皮炎可分为哪几个时期?

《中国特应性皮炎诊疗指南（2020）》中，特应性皮炎分为四个时期，分别是婴儿期（出生至 2 岁）、儿童期（2~12 岁）、青少年与成人期（12~60 岁）及老年期（>60 岁）。

婴儿期皮损多分布于两颊、额部和头皮，皮疹以急性湿疹表现为主，往往有渗出、结痂，也称"奶癣"，严重者可蔓延至四肢伸侧。

儿童期皮损多由婴儿期皮损演变而来，也可不经过婴儿期而发生，多发生于面颈、肘窝、腋窝、颈前和小腿伸侧，以亚急性和慢性皮损为主，皮疹往往干燥、肥厚，有明显苔藓样变，常常可见抓痕。

青少年与成人期皮损与儿童期类似，也以亚急性和慢性皮炎为主，主要发生在肘窝、腋窝、颈前等部位，也可发生于躯干、四肢、面部、手足，大部分呈干燥、肥厚性皮炎损害，部分患者也可表现为痒疹样。

老年期是指 60 岁以上的特应性皮炎，男性患者多于女性，皮疹通常严重而泛发，甚至出现红皮病。

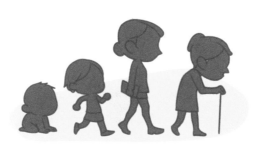

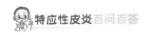

特应性皮炎患者皮肤会发生什么样的变化?

特应性皮炎患者皮肤的变化主要有两点：皮疹、瘙痒。

1. 皮疹：特应性皮炎的皮疹五花八门，常见的有：湿疹样（有渗出）、痒疹样（硬的结节）、"神经性皮炎"样（苔藓样、肥厚）皮疹、抓痕、渗液等。

皮疹可泛发，也可局限，如手湿疹、肛门湿疹、阴囊湿疹、汗疱疹、唇炎、外耳道湿疹、乳头湿疹、头皮湿疹、手足湿疹等。

2. 瘙痒：根据病情不同，瘙痒也可不同，一般轻度皮炎瘙痒也较轻，重度皮炎时瘙痒较重，甚至严重影响患者的日常生活、工作和睡眠。

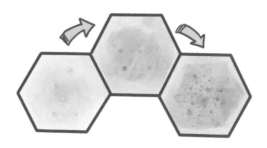

特应性皮炎皮疹容易长在哪里？

特应性皮炎在不同年龄段的表现有所不同。

婴儿期：皮损多分布于两颊、额部和头皮，后逐渐蔓延至四肢伸侧。

儿童期：皮损多发生于面颈、肘窝、腘窝和小腿伸侧，皮疹往往干燥、肥厚，有明显苔藓样变。

青少年与成人期：皮损主要发生在肘窝、腘窝、颈前等部位，也可发生于躯干、四肢、面部、手足，大部分呈干燥、肥厚性皮炎损害；部分患者也可表现为痒疹样皮损；部分患者有"神经性皮炎"（一种皮疹类型特殊的特应性皮炎）样皮疹，容易发生于后颈部、肘伸侧、骶尾部、足背等处。

老年期：皮疹通常严重而泛发，甚至出现红皮病。

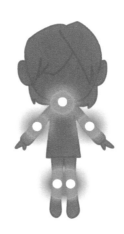

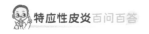

特应性皮炎发生在头皮上有什么表现?

约一半的特应性皮炎累及头皮。

婴儿期特应性皮炎常常累及头皮，皮疹以急性湿疹表现为主，有红斑、渗出、结痂。

儿童、青少年和成人的头皮特应性皮炎主要表现为头皮皮疹和剧烈瘙痒，皮疹可为红斑、丘疹、糜烂、血痂、糠样头皮屑，易被误诊为脂溢性皮炎，继发细菌感染时可有疼痛。

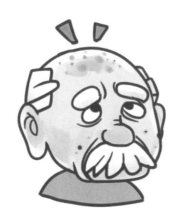

哪些特应性皮炎患者更容易皮肤干燥？

特应性皮炎患者存在皮肤屏障功能障碍，表现为皮肤干燥、脱屑等，一般一级亲属（父母、子女、同父母兄弟姐妹等）中有鱼鳞病或皮肤干燥的患儿最容易出现，表现为小腿甚至全身出现鱼鳞病样菱形纹理，躯干及其四肢伸侧可出现鸡皮疙瘩样皮肤；有掌纹症的儿童也常常合并皮肤干燥。此外，老年人由于皮脂腺开始退化，皮肤油脂分泌减少，也容易皮肤干燥。

因此，外用保湿润肤剂是特应性皮炎基础治疗的重要组成部分，可以补充皮肤中丢失的水分，有助于恢复屏障功能，改善干燥，减少外源性不良因素的刺激，从而有助于减少疾病的复发和严重程度，还可以减少激素药膏的使用量。建议患者平时选择合适的保湿润肤剂，足量多次涂抹，儿童每周建议用量为 100~250 克，成人每周用量不少于 250 克。

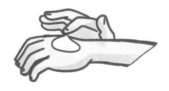

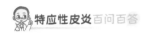

哪些因素会让特应性皮炎瘙痒加重？

特应性皮炎的瘙痒有时沉默、有时暴发，这与其慢性瘙痒属性有关，即特应性皮炎患者常常处于一种对痒的神经敏感状态。这种敏感状态会使皮肤对以下多种理化因素敏感。

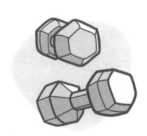

1.环境变化，如温度、湿度等的变化。

2.外界刺激，包括接触过敏原、粗纤维衣服（如羊毛纤维衣服）、搔抓等。

3.紫外线照射。

4.某些食物和酒精。

5.出汗。

6.情绪紧张、压力大、焦虑。

7.睡眠障碍。

这些因素都会激发或加重瘙痒。特别要注意，特应性皮炎常有越抓越痒的情况，因此建议尽量少搔抓。

特应性皮炎出汗时瘙痒的可能原因有哪些?

特应性皮炎患者往往会因出汗导致瘙痒,这一独特的现象主要与皮肤屏障及汗腺管道屏障障碍有关。

1. 特应性皮炎患者皮肤汗腺屏障中的水屏障蛋白较正常人减低,这种缺陷会导致汗液"漏出"到皮肤内,而汗液中包含各种蛋白酶、抗菌肽、组胺、皮离蛋白及污染皮肤的表面抗原等化学物质,这些化学成分可激发皮肤感觉神经产生瘙痒或刺痛痒。

2. 特应性皮炎患者汗孔易被角栓闭塞而干扰汗液排出,由此增加皮肤内温度,诱发温热性瘙痒。

此外,交感神经兴奋也可能参与瘙痒的形成。

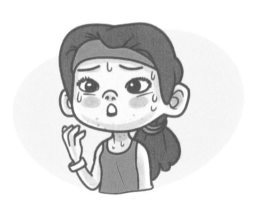

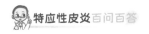

哪些儿童特应性皮炎不容易复发?

特应性皮炎是慢性、复发性、炎症性疾病,发病机制涉及遗传、免疫和环境等多种因素,目前尚无完全治愈的方法。临床中,我们可以通过正确的皮肤护理、积极避免可疑诱发或加重因素,并给予规范的治疗策略,使儿童特应性皮炎患者得到长期规范化管理,从而逐步控制症状,延缓复发并减少并发症的发生。

目前认为发病越晚、症状越重,伴有个人或家族过敏性疾病史,以及聚丝蛋白基因功能失活的干皮症或鱼鳞病的儿童特应性皮炎较容易复发。

皮肤症状较轻、血清总 IgE 水平不高或无其他过敏并发症的患儿,在经过积极规范化治疗管理之后,更容易达到症状长期缓解状态。有研究发现,约半数的特应性皮炎患儿可逐步完全缓解。

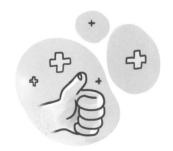

小时候没有特应性皮炎，为什么长大了才开始发作？

大部分特应性皮炎患者在婴儿期就出现了特应性皮炎的皮肤症状，但并不是所有患者都在婴儿期发病。有些患者可以在婴儿期皮肤很健康，到儿童期、青少年与成人期，甚至老年时才出现特应性皮炎的症状。

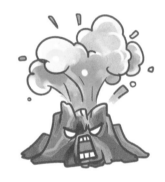

目前研究认为，60% 的特应性皮炎患者在 1 岁前发病，90% 的特应性皮炎患者在 5 岁前发病。一项针对成人期特应性皮炎的研究显示，有 1/4 的患者是在成人期首次发病。特应性皮炎发病机制复杂，具有很强的异质性。

国内有研究发现，成人特应性皮炎患者中有 60% 左右是 12 岁之后才发病，这部分患者可能以免疫调节功能紊乱为主，甚至有一部分老年患者可能存在自身免疫反应。

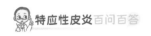

特应性皮炎对孩子有什么影响?

特应性皮炎是慢性、复发性疾病，患者通常有剧烈瘙痒，尤其是夜间瘙痒更加剧烈，这会对患儿和患儿家庭的生活造成一系列影响。有研究显示，特应性皮炎对患儿的影响主要涉及以下三个方面。

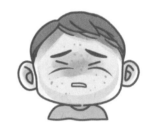

1. 身体健康方面：由于夜间反复瘙痒、搔抓，患儿睡眠时间减少、深度睡眠质量差，从而影响患儿体格发育及大脑发育。同时研究显示，一些特应性皮炎患儿会伴有食物过敏的情况，如鸡蛋、牛奶过敏等，需要忌口；然而事实上，还有很多无食物过敏的特应性皮炎患儿也在盲目忌口多种食物，使患儿营养缺乏，生长发育受到影响。

2. 身体功能方面：由于患儿皮肤屏障功能障碍，对外界刺激物质比较敏感，因此，日常生活中很多患儿在穿着、游泳、户外活动等方面都受到限制。

3. 情绪心理方面：由于瘙痒，年龄较小的患儿会出现易激惹、哭闹难以安抚，年龄稍长的患儿可能会因为瘙痒、外貌及社交问题出现情绪低落、沮丧，不愿和人接触，进而可能会出现精神心理障碍。

特应性皮炎患者为什么更易发生
接触性过敏?

　　首先，接触性皮炎常常是特应性皮炎的表现之一。接触性过敏反应在特应性皮炎患者中常见，发生率为 6%~60%。由于特应性皮炎患者的皮肤屏障功能障碍，使得外界环境的过敏物质易于侵入表皮。

　　其次，特应性皮炎患者处于炎症状态的皮肤中有较多活化的免疫细胞，它们与透过表皮进入的过敏物质发生作用，从而更易造成接触性过敏。

　　因此，特应性皮炎患者应尽可能避免接触镍、新霉素、香料、甲醛等致敏物。

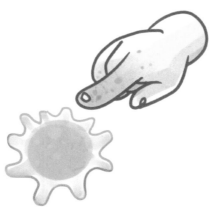

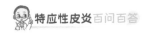

妊娠期特应性皮炎有什么特点?

特应性皮炎是妊娠期最常见的皮肤病，占所有妊娠皮肤病的 50%。其中 3/4 以上在妊娠晚期发病。

妊娠期特应性皮炎的临床特点是广泛的瘙痒性丘疹或结节。最常受累部位是四肢屈侧，躯干也可累及，但手足湿疹及乳头湿疹的发生率较低。80% 的妊娠期特应性皮炎患者会在妊娠期间发病，只有 20% 的妊娠期特应性皮炎患者既往有特应性皮炎病史。

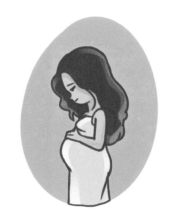

在既往特应性皮炎病史的患者中，有 1/5 的患者在怀孕期间症状有所改善，而其余患者症状保持不变或恶化。

轻度眼睑湿疹和打喷嚏
为什么诊断为特应性皮炎？

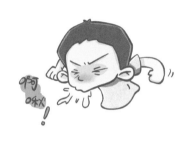

特应性皮炎以反复发作的慢性湿疹样皮疹为主要表现，伴有显著的皮肤干燥和瘙痒，其他一些有助于疾病诊断的特征性表现还有手足部皮炎/湿疹、眼睑湿疹、乳头湿疹、唇炎、复发性结膜炎、眶周黑晕、出汗时瘙痒等。此外，特应性皮炎还常伴有过敏性鼻炎、哮喘、过敏性结膜炎等其他特应性疾病及特应性家族史，实验室检查可表现为血清总 IgE 和外周血嗜酸性粒细胞升高，以及过敏原特异性 IgE 阳性。

眼睑湿疹是特应性皮炎的特征性表现之一。而打喷嚏多为过敏性鼻炎的表现，即有特应性个人史。因此，根据特应性皮炎中国诊断标准可初步诊断为特应性皮炎。进一步的明确诊断需专业皮肤科医生进一步询问一、二、三级亲属（一级亲属指父母、子女、同父母的兄弟姐妹等；二级亲属指祖父母、外祖父母、叔、伯、姑、舅、姨等；三级亲属指表兄妹、堂兄妹等）中是否有湿疹、过敏性鼻炎、哮喘、过敏性结膜炎等病史，并完善血常规、血清总 IgE、过敏原等检查。

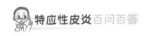

头皮痒、头皮屑多，为什么过去说是脂溢性皮炎，现在诊断为特应性皮炎？

脂溢性皮炎实际上是个部位诊断。若有头皮或面部红斑、丘疹、油腻性鳞屑并且伴面部和头皮多油，往往会被诊断为脂溢性皮炎。实际上这些患者中，有的是头皮银屑病，有的是头皮特应性皮炎，有的是头皮马拉色菌感染。

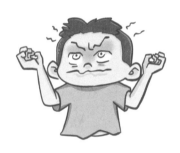

因此，脂溢性皮炎的诊断常常是个模糊诊断，不是精确诊断，特应性皮炎的诊断更加准确。头皮特应性皮炎除了伴有上述皮疹和头皮屑外，最大特征是剧烈瘙痒。过去诊断为脂溢性皮炎，现在诊断为特应性皮炎，说明现在的诊断更准确，也更有利于正确地进行治疗。

因此，原来诊断为"头皮脂溢性皮炎"的患者，如有特应性病史 / 家族史或合并特应性皮炎相关实验室检查异常，就可被诊断为特应性皮炎。

汗疱疹可能是特应性皮炎吗？

汗疱疹表现为对称性双手水疱，干燥后脱屑，季节性反复发作，伴不同程度的瘙痒、刺痛及烧灼感，手足湿疹 / 汗疱疹也是特应性皮炎的特征性表现之一。

特应性皮炎的临床表现多种多样，最基本的特征是皮肤干燥、慢性湿疹样皮损和明显瘙痒，反复发作的汗疱疹也可能是特应性皮炎的表现。明确诊断需进一步询问患者是否有过敏性鼻炎、哮喘、过敏性结膜炎等特应性疾病病史或家族史，并完善血常规、血清总 IgE、过敏原特异性 IgE 等检查。

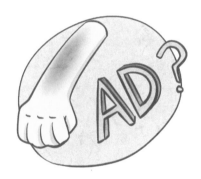

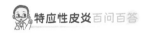

反复唇炎，运动后有点哮喘，是特应性皮炎吗？

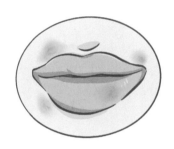

唇炎是特应性皮炎的特征性表现之一，而哮喘提示患者有特应性个人史。根据特应性皮炎中国诊断标准可初步诊断为特应性皮炎。但仍需进一步就诊，由专业的皮肤科医生进一步询问一、二、三级亲属中是否有湿疹、过敏性鼻炎、哮喘、过敏性结膜炎等病史，并完善血常规、血清总 IgE、过敏原特异性 IgE 等检查，以明确诊断。

特应性皮炎的唇炎表现为反复发生的干燥脱屑性唇炎，可在进食坚果、辛辣食品、接触某些物质后加重，有明显瘙痒。外用糖皮质激素或钙调磷酸酶抑制剂类药物后可明显好转。

一出汗就浑身痒痒，
为什么医生怀疑是特应性皮炎？

出汗时瘙痒是特应性皮炎的一个特征，可能与汗液刺激或交感神经兴奋等有关，瘙痒往往剧烈。

这种情况多见于儿童与青少年，个别患者可合并胆碱能性荨麻疹。表皮屏障功能障碍是特应性皮炎的发病机制之一，皮肤屏障功能受损

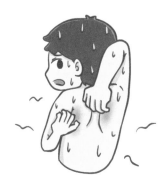

后，各种刺激物、过敏原和细菌等微生物更容易入侵人体，引发皮肤免疫反应，从而出现瘙痒和皮疹。

因此，如果出现出汗后浑身瘙痒的症状，应考虑特应性皮炎的可能，但仍需进一步就诊，追溯过敏性疾病的个人史和家族史，并进行血常规、血清总 IgE 和过敏原特异性 IgE 检测，以明确诊断。

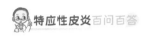

长期黑眼圈、身上痒，是特应性皮炎吗？

不少成年人发现自己有"黑眼圈"，同时合并皮肤瘙痒，这很有可能是特应性皮炎。

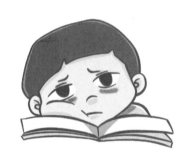

所谓的"黑眼圈"其实是特应性皮炎患者的临床相关特征之一——"眶周黑晕"。这多是因为长期慢性眼睑皮炎或过敏性结膜炎等导致患者长期揉眼睛而形成的。"眶周黑晕"和"眶下褶痕"（特应性皮炎的另一临床特征）常常同时存在，具有较高的诊断提示意义。

因此，如果黑眼圈合并全身瘙痒，需考虑特应性皮炎的可能，应当进一步就诊，完善病史询问及相关实验室检查，以明确是否为特应性皮炎。

长期出现肛门湿疹，还有点鼻炎，
是特应性皮炎吗？

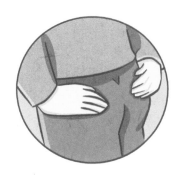

长期、反复肛周湿疹，同时合并鼻炎，极有可能是特应性皮炎。

特应性皮炎具有广泛的临床特征，在不同年龄、不同阶段的表现有所不同。局限性皮肤损害，如阴囊湿疹、外阴湿疹、肛周湿疹、乳头乳晕湿疹等往往是特应性皮炎的局部表现。这些部位的湿疹也与局部潮湿、透气性差的环境，微生物繁殖，以及长期搔抓有一定关系。

根据中国特应性皮炎诊断标准，如果肛周湿疹的症状超过 6 个月，同时合并过敏性鼻炎病史，需考虑特应性皮炎的可能，应当进一步就诊，完善病史询问及相关实验室检查，以明确是否为特应性皮炎。

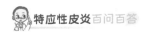
一晒太阳就起皮疹，一到秋天就哮喘，是什么病？

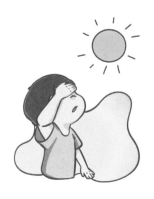

每逢夏季日光强烈时，暴露部位皮肤便出现红斑丘疹且伴有瘙痒，症状严重时甚至有水疱伴渗出，这个情况叫作"光敏性皮炎"，是患者对紫外线过敏。日光过敏也可视为特应性皮炎的表现之一。

实际上，特应性皮炎的患者可以对各种物质过敏，如吸入物、食入物、接触物和紫外线等物质。大部分"光敏性皮炎"是特应性皮炎。

特应性皮炎是一种多系统疾病，除了有皮疹和瘙痒，还可有过敏性鼻炎、哮喘、过敏性结膜炎、食物过敏等。特应性皮炎的皮疹具有异型性，最常见的为典型的湿疹样皮疹，除此之外还有非典型的湿疹样皮疹，如单纯糠疹、唇炎、汗疱疹、痒疹、日光性皮炎等。一晒太阳就起皮疹（皮炎），一到秋天就哮喘，提示可能是特应性皮炎。对于这种情况，提示患者具有特应性体质，单单"光敏性皮炎"的诊断是不全面的。

反复乳头湿疹，是特应性皮炎吗？

这种情况极有可能是特应性皮炎。

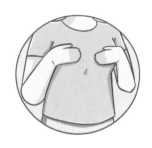

特应性皮炎是一种以反复发作的慢性湿疹样皮疹为主要表现，特应性皮炎可发生于任何部位，除了常见的四肢、躯干，还可见于乳头、乳晕、阴囊、肛周、手足等，乳头部位的慢性湿疹是特应性皮炎的一个典型表现。

此时，要注意其他部位有无湿疹，患者有无过敏性鼻炎、哮喘、过敏性结膜炎等过敏性疾病，注意一、二、三级亲属中有无过敏性疾病的情况，必要时可以化验血清总 IgE、外周血嗜酸性粒细胞和过敏原特异性 IgE。

如果病史中或化验中有一项异常，就可确诊为特应性皮炎。治疗措施包括避免局部刺激、搔抓，外用糖皮质激素或钙调磷酸酶乳膏等。

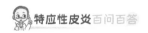

皮肤被蚊虫叮咬常常经久不愈，是特应性皮炎吗？

几乎每个人都有被蚊虫叮咬的经历，正常人被蚊虫叮咬后也会发生丘疹、风团、瘙痒，但是持续时间很短，一般 2~3 天即可消退。若被蚊虫叮咬后，形成的风团或结节样丘疹面积大、瘙痒重，特别是皮疹持续数周也不消退，甚至变成结节性痒疹，那就要考虑可能是特应性皮炎了。

为什么特应性皮炎的患者虫咬后易发生过度反应？这是因为患者身体处于"过敏"状态，患者体内的嗜酸性粒细胞、嗜碱性粒细胞、肥大细胞及其炎性介质更易于被激活。因此，蚊虫叮咬就会产生较严重的反应。此时应当询问有无过敏性鼻炎、哮喘、过敏性结膜炎的病史，或家族成员中有无过敏性疾病史，必要时可以化验血清总 IgE、外周血嗜酸性粒细胞和过敏原特异性 IgE，以明确特应性皮炎的诊断。有特应性体质的患者，平日应避免蚊虫叮咬，出现过度虫咬反应后需进行相应治疗。

前几年被诊断为神经性皮炎，
为什么今年却被诊断为特应性皮炎？

　　神经性皮炎是一个"老的"医学名词，现在已经很少使用。神经性皮炎实际上是表现为肥厚苔藓样的特应性皮炎，是一种特应性皮炎的特殊皮疹类型，皮疹好发于颈部、肘关节伸侧、骶尾部、手背、足背、外阴等处，皮疹肥厚，形如皮革，伴有剧烈瘙痒。

　　如发现自己有这些部位的肥厚性、瘙痒性皮疹，应当回忆有无过敏性鼻炎、哮喘、过敏性结膜炎等病史，或家族成员中有无过敏性疾病史，必要时可以化验血清总 IgE、外周血嗜酸性粒细胞和过敏原特异性 IgE 。表现为"神经性皮炎"的患者往往经常搔抓，形成"瘙痒-搔抓-瘙痒"的恶性循环。患者应当避免热水烫洗，避免接触各种致敏物质，减少搔抓，外用强效激素药膏等。

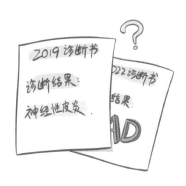

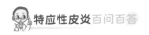
阴囊湿疹反复发作五六年，为什么被诊断为特应性皮炎？

这类患者除了阴囊湿疹外，一定还有别的情况，比如，其他部位也有湿疹，或有过敏性鼻炎、结膜炎、哮喘等其他过敏性疾病，或者患者一、二、三级亲属中有此类过敏性疾病。

特应性皮炎在大部分情况下表现为泛发性湿疹，但有些患者的皮疹也比较局限，如仅发生在手足、阴囊、外阴和肛周等处。

表现为局限性湿疹的患者，其病情一般都比较轻，但是皮疹仍然呈慢性经过，仍然可以询问出患者本人或亲属中有过敏性疾病。因此，过敏性疾病的询问十分重要。由于皮疹较局限，这些患者血清总 IgE 或外周血嗜酸性粒细胞检测结果往往显示正常。

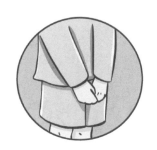

阴囊、外阴、肛门等处的特应性皮炎往往瘙痒剧烈，严重影响生活质量，应当积极治疗。

以前被诊断为自敏性皮炎，
为什么现在说是特应性皮炎？

自敏性皮炎即自身敏感性皮炎，是指在原有皮炎基础上，由于处理不当或理化因素刺激，使患者对自身组织产生的某种物质的敏感性增高而产生更广泛的皮肤炎症反应。

自敏性皮炎说明患者处于高度过敏状态，而过敏状态就是特应性皮炎患者的体质特征。

患者之前被诊断为自敏性皮炎，现在被诊断为特应性皮炎，这一点也不矛盾，因为自敏性皮炎就是特应性皮炎的表现之一，是特应性皮炎处于急性发作的状态。

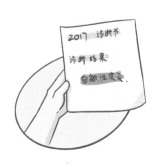

因此，除了要回忆自己和亲属有没有其他过敏性疾病外，还要寻找本次皮炎暴发的原因，以便有针对性地治疗。建议患者抽血化验血清总 IgE、血常规（看嗜酸性粒细胞高不高）和过敏原特异性 IgE。

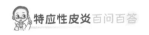

有荨麻疹，又有湿疹，到底是什么病？

荨麻疹是一种以风团伴有瘙痒为表现的皮肤病，有时可以合并血管性水肿。荨麻疹的发生主要是皮肤黏膜部位血管扩张，血浆外渗到组织中引起的暂时性和可逆性水肿，往往由肥大细胞释放组胺等活性介质而驱动，因此瘙痒剧烈。湿疹的皮疹则各种各样，如有红斑、丘疹、丘疱疹、渗出、结痂等，也有明显瘙痒，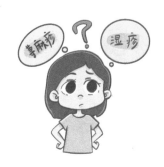易复发。荨麻疹和湿疹均为过敏性疾病，两者如果相伴发生，则有可能是特应性皮炎，因为只有特应性皮炎可以解释同时发生的这两种情况。这类患者大部分都存在血清总 IgE 升高、外周血嗜酸粒细胞增高、过敏原特异性 IgE 阳性等表现，是特应性体质的不同表现。

特应性是指个人和 / 或家族成员中有一种或多种过敏性疾病（包括特应性皮炎、变应性哮喘、过敏性鼻炎、食物过敏等），且常伴有血清总 IgE 升高或过敏原特异性 IgE 阳性的特征。流行病学调查显示，特应性体质患者早年易罹患特应性皮炎、食物过敏，随后青少年或成人期往往发展为过敏性鼻炎、哮喘等；特应性皮炎还可同时罹患荨麻疹、嗜酸性慢性鼻炎鼻窦炎伴鼻息肉、嗜酸性慢性阻塞性肺病、嗜酸性食管炎等其他多种过敏性疾病。

参考文献

[1] 中华医学会皮肤性病学分会免疫学组，特应性皮炎协作研究中心．中国特应性皮炎诊疗指南（2020版）．中华皮肤科杂志，2020，53（2）：81-88.

[2] 刘启亮，吴红缨，孙婷婷，等．特应性皮炎的皮疹及并发症在不同年龄段的变化．中国皮肤性病学志，2014，28（7）：701-702.

[3] WOO Y R，CHO M，HAN Y，et al.Characterization of Distinct Microbiota Associated with Scalp Dermatitis in Patients with Atopic Dermatitis.J Clin Med，2022，11（6）：1735.

[4] 邵莉梅．汉族人3915例特应性皮炎患者临床特征分析．合肥：安徽医科大学，2011.

[5] 马琳．润肤剂及居家护理在特应性皮炎治疗中的作用．实用皮肤病学杂志，2008，1（1）：1.

[6] WOLLENBERG A，SZEPIETOWSKI J，TAIEB A，et al.Corrigendum: consensus-based European guidelines for treatment of atopic eczema（atopic dermatitis) in adults and children: part I.J Eur Acad Dermatol Venereol，2019，33（7）：1436.

[7] KWATRA S G，MISERY L，CLIBBORN C，et al. Molecular and cellular mechanisms of itch and pain in atopic dermatitis and implications for novel therapeutics .Clin Trans Immunol，2022，11（5）：e13902.

[8] 凯特琳·弗朗卡，穆罕默德·贾费洛尼．应激与皮肤疾病：从基础到临床．张海萍，谢志强，译．北京：清华大学出版社，2021.

[9] MURTA H，KATAYAMA I. Exacerbating factors of itch in atopic

dermatitis. Allergol Int，2017，66（1）：8-13.

[10] MUROTA H，YAMAGA K，ONOE，et al.Why does sweat lead to the development of itch in atopic dermatitis .Exp Dermatol，2019，28（12）：1416-1421.

[11] BOK Y P.Natural history and risk factors of atopic dermatitis in children．Allergy Asthma Immunol Res，2015，7（2）：101-105.

[12] VAKHARIA P P，SILVERBERG J I.Adult-onset atopic dermatitis: characteristics and management.Am J Clin Dermatol，2019，20(6)：771-779.

[13] 申春平，王誉涵，刘玲玲，等．特应性皮炎的发病模式、典型分期及不典型的临床表现．中国医学文摘（皮肤科学），2016，33（2）：148-153.

[14] 申春平，邢嬡，马琳．特应性皮炎患儿118例及其家庭生活质量的调查．中国皮肤性病学杂志，2010，24（9）：841-843.

[15] FONACIER L S，AQUINO M R.The role of contact allergy in atopic dermatitis.Immunol Allergy Clin North Am，2010，30（3）：337-350.

[16] BALAKIRSKI G，NOVAK N.Atopic dermatitis and pregnancy．J Allergy Clin Immunol，2022，149（4）：1185-1194.

[17] AMBROS-RUDOLPH C M，MÜLLEGGER R R，VAUGHAN-JONES S A，et al.The specific dermatoses of pregnancy revisited and reclassified: results of a retrospective two-center study on 505 pregnant patients.J Am Acad Dermatol，2006，54（3）：395-404.

[18] 张建中，高兴华．皮肤性病学．北京：人民卫生出版社，2015：117-119.

[19] ELIAS P M，HATANO Y，WILLIAMS M L. Basis for the barrier abnormality in atopic dermatitis: outside-inside-outside pathogenic mechanisms. J Allergy Clin Immunol，2008，121（6）：1337-1343.

[20] 中国医师协会皮肤科医师分会过敏性疾病专业委员会，中华医学会皮肤性病学分会特应性皮炎研究中心，中国医疗保健国际交流促进会皮肤科分会. 特应性皮炎瘙痒管理专家共识. 中华皮肤科杂志，2021，54（5）：391-396.

[21] 李巍，尹慧彬. 特应性皮炎的部位异质性. 中华皮肤科杂志，2022，55（4）：349-352.

[22] 张建中. 特应性皮炎的异质性与质谱特征. 皮肤性病诊疗学杂志，2017，24（5）：303-306.

[23] 钟伟苑，邓军. 丘疹性荨麻疹发病因素临床流行病学调查分析. 中国医学创新，2016，13（3）：75-78.

[24] 郝飞. 把握"特应性"涵义及其在皮炎湿疹诊断中的意义. 中国皮肤性病学杂志，2009，23（1）：1-2，56.

[25] 王伟庆，程松玲. 山东省莱州市城区居民夏季虫咬性皮炎患病情况调查. 中国媒介生物学及控制杂志，2015，26（6）：628-629.

[26] 江善明，吴艳华，李其林，等. 神经性皮炎的病因及发病机制研究进展. 湖南中医杂志，2017，33（6）：205-207.

[27] 陈林燕. 复方氟米松软膏治疗慢性湿疹和神经性皮炎的临床疗效分析. 海峡药学，2021，33（10）：122-123.

[28] 冯佩英. 生物制剂治疗特应性皮炎和特应性共病的研究进展. 中山大学学报（医学科学版），2022，43（1）：1-9.

[29] BROWN S，REYNOLDS N J.Atopic and non-atopic eczema. BMJ，

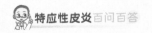

2006，332（7541）：584-588.

[30] GUO Y，LI P，TANG J，et al.Prevalence of atopic dermatitis in Chinese children aged 1-7 ys.Sci Rep，2016，6：29751.

[31] 张小艳，钱华.儿童慢性荨麻疹诊疗进展.皮肤科学通报，2022，39（2）：110-114.

[32] 贾秀娟，乌日娜，萨琦拉，等.慢性自发性荨麻疹发病机制的生物信息学研究.中国麻风皮肤病杂志，2022，38（6）：359-364.

[33] BANTZ S K，ZHU Z，ZHENG T. The atopic march：progression from atopic dermatitis to allergic rhinitis and asthma.J Clin Cell Immunol，2014，5（2）：202.

[34] DAVIDSON W F，LEUNG D Y M，BECK L A，et al. Report from the National Institute of Allergy and Infectious Diseases workshop on "Atopic dermatitis and the atopic march：Mechanisms and interventions".J Allergy Clin Immuno，2019，143（3）：894-913.

[35] CARRASCOSA J M，MORILLAS-LAHUERTA V.Comorbidities in atopic dermatitis：an update and review of controversies.Actas Dermosifiliogr（Engl Ed），2020，111（6）：481-486.

[36] PALLER A，JAWORSKI J C，SIMPSON E L，et al.Major comorbidities of atopic dermatitis：beyond allergic disorders.Am J Clin Dermatol，2018，19（6）：821-838.

第三章

特应性皮炎的
发病机制

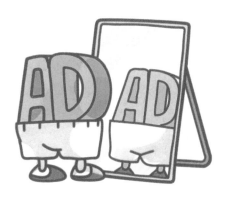

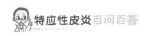

为什么会患特应性皮炎?

特应性皮炎的发病与遗传因素、环境因素、免疫异常、皮肤菌群紊乱和心理因素等有关。

1. 遗传因素: 父母亲等家庭成员有过敏性疾病史是特应性皮炎最主要的危险因素, 主要可导致皮肤屏障功能受损和免疫失调。本病患者可有皮肤屏障的减弱或破坏, 如表皮中聚丝蛋白的减少或缺失。

2. 环境因素: 包括气候变化、生活方式改变、不正确的洗浴、感染原和变应原刺激等。这些因素可能引起免疫系统与皮肤屏障异常, 参与特应性皮炎的发病。

3. 免疫学异常: 本病患者可有 Th2 细胞活化, 由其引发的 2 型炎症是特应性皮炎的基本特征, 白介素 4 和白介素 13 是介导特应性皮炎发病的重要细胞因子。

4. 皮肤菌群紊乱: 特应性皮炎患者皮损及其外观正常皮肤可出现金黄色葡萄球菌定植增加和菌群多样性下降, 可造成代谢等功能异常, 促进皮肤炎症的进展。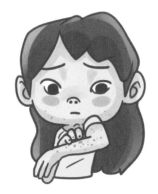

5. 心理因素: 如精神紧张、焦虑、抑郁等在特应性皮炎的发病中也有一定的影响。

什么是皮肤屏障?

皮肤是人体最大和最外在的器官，由于屏障的完整，我们才能在变幻不定的外环境中保持我们机体内环境的稳定。皮肤屏障具有阻隔外源性有害物刺激机体、防止体内营养物质通过皮肤丢失的功能。

狭义的皮肤屏障功能通常指表皮，尤其是角质层的物理性或机械性屏障结构。

从广义上来看，皮肤屏障功能不仅仅指其物理性屏障作用，还包括微生态屏障、化学屏障、免疫屏障等。皮肤屏障一方面保护机体内各种器官和组织免受外界环境中机械的、物理的、化学的和生物的有害因素的侵袭；另一方面可防止组织内的各种营养物质、水分、电解质和其他物质的丧失，从而保持机体内环境的相对稳定。

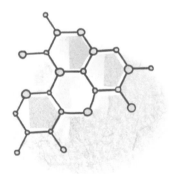

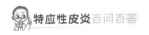

皮肤屏障功能受损后，为什么会发生特应性皮炎？

皮肤屏障功能受损后，会造成多方面的不利影响。

1. "砖–墙结构"的基本结构被破坏，表皮中聚丝蛋白减少或缺失，天然保湿因子和脂质基质的产生减少，可导致皮肤屏障功能紊乱和经表皮水分丢失增加，引起皮肤干燥、脱屑，最终导致皮肤抵抗外界刺激物的能力降低。

2. 缺乏皮肤脂质，也会减少表皮抗菌肽的产生，导致微生物失衡。

3. 皮肤屏障功能受损后，过敏原、感染原易于穿透皮肤进入体内，进而诱发免疫和炎症反应。

因此，皮肤屏障功能受损会大大增加特应性皮炎发生的可能性。

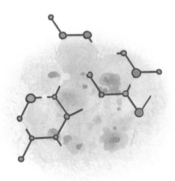

皮肤屏障受损有哪些明显可感知的表现？

皮肤屏障功能受损后，其基本结构被破坏，经表皮水分丢失增加，皮肤会出现比较严重的干燥和脱屑。

同时，皮肤屏障功能受损后，皮肤抵抗外界刺激物的能力降低，表皮抗菌肽的产生减少，过敏原和刺激物更容易穿透皮肤，进而导致皮肤炎症（各种"疹子"）和瘙痒。

此外，皮肤屏障功能受损后，皮肤皮损处容易发生感染。

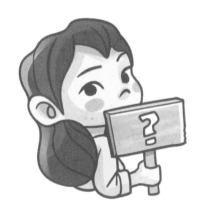

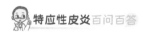

遗传因素如何影响特应性皮炎发生发展的？

特应性皮炎的发病与遗传因素密切相关，父母等家族成员有过敏性疾病史是本病最主要的风险因素。

遗传因素主要影响皮肤屏障功能与免疫平衡。

聚丝蛋白基因突变使聚丝蛋白表达减少或缺失，皮肤屏障形成紊乱，经表皮水分流失增加，导致皮肤干燥，并影响皮肤表面抗菌肽形成。

遗传还可导致体内免疫反应失衡，特应性皮炎患者往往有 2 型免疫反应过强的表现。这一特征可以遗传，因此常常见到患者的家族成员中有"特应性疾病"发生率增高的现象。

知道了遗传因素是特应性皮炎最主要的风险因素，父母或家族其他成员中有特应性疾病的儿童要尽早采取预防措施，力争避免或减轻特应性皮炎的发生。

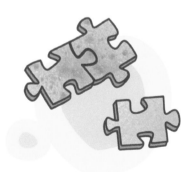

哪些环境因素会加重特应性皮炎?

许多环境因素都影响着特应性皮炎的发生发展，其中会加重特应性皮炎的环境因素包括：

1. 非特异性刺激：日常生活中出现的非特异性刺激，如过热的水、碱性过强的洗涤用品、搔抓、衣服摩擦等，都可能会加剧特应性皮炎。

2. 接触性过敏原：外用药物、化妆品、香水、金属、洗发水、护发素和消毒剂等接触性过敏原也可导致特应性皮炎的进展。

3. 食物过敏原：食物过敏原可能加重特应性皮炎，特别是在婴儿时期，因此日常生活中应注意可能导致过敏的食物种类。

4. 吸入性过敏原：如螨虫、房屋灰尘、花粉和宠物毛发等会导致特应性皮炎的发展。

5. 高温炎热：在高温和潮湿的环境下，出汗较多，皮肤表面过多的汗液可能会加重特应性皮炎的症状。

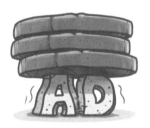

6. 细菌和真菌感染：如金黄色葡萄球菌、马拉色菌、白念珠菌等可以加重特应性皮炎。

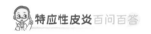

特应性皮炎为什么会瘙痒?

1. 由于特应性皮炎患者表皮屏障受损,外源性物质易进入皮肤;同时,由于机体免疫处于高敏状态,易于对刺激产生过度反应。

2. 特应性皮炎患者多有皮肤干燥,而皮肤干燥会引起瘙痒。

3. 特应性皮炎发作时,皮肤处于炎症状态,会引起瘙痒,患者皮肤中的淋巴细胞、嗜酸性粒细胞、嗜碱性粒细胞、肥大细胞可产生各种介质,如组胺、激肽、蛋白酶、白三烯、白介素 4(IL-4)、白介素 13(IL-13)、白介素 31(IL-31)、IgE、P 物质等,这些介质都可以引起瘙痒。

4. 特应性皮炎患者往往伴有精神紧张、焦虑,这些因素也可诱发或加重瘙痒。

5. 特应性皮炎患者往往会对某些食物或药物过敏,从而诱发或加重瘙痒。

由于瘙痒会增加患者心理压力及焦虑,而这些因素也会放大瘙痒感觉。因此,特应性皮炎会出现瘙痒-搔抓的循环往复,最终形成与搔抓相关的各种各样的皮损。因此,特应性皮炎也被称为"痒的皮疹"。

特应性皮炎患者为什么会反复瘙痒、搔抓?

特应性皮炎的主观症状就是瘙痒,而搔抓可以加重瘙痒,瘙痒还可以成瘾。

引发瘙痒的原因有皮肤屏障受损、2型免疫过强所致的炎症反应,还有神经系统改变。

在此过程中所发生的一个重要事件是负责瘙痒的神经过敏或敏化,敏化后的痒神经不但容易被许多化学物质激活,还会被多种物理刺激信号(如温度、机械力和紫外线)激活,表现为痒觉的泛反应性。这种泛反应性容易对自身和环境中生理或亚生理理化因素产生"瘙痒-搔抓"反应,即表现为反反复复瘙痒、搔抓现象。

此外,在某种程度上,潜在的搔抓愉悦或成瘾性也会参与这种反反复复的抓痒循环中。

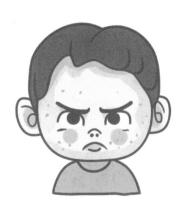

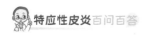

为什么特应性皮炎患者夜间痒得厉害？

特应性皮炎患者夜间瘙痒加重主要与人体生理学的节律性有关。在特应性皮炎痒神经致敏的前提下，如下因素会在夜间或清晨激发或加重瘙痒。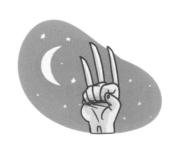

1. 夜间皮肤温度会节律性轻度升高，这可激发敏化后的皮肤感觉神经上的相应温度敏感性瞬时受体电位通道而引发神经介导的夜间瘙痒。

2. 皮肤夜间节律性屏障开放及经皮水分丢失增加，可影响皮肤酸碱度及其皮肤蛋白酶活性，进而导致蛋白酶（包括外源性微生物蛋白酶）激发的瘙痒。

3. 下丘脑垂体轴功能失调导致夜间机体分泌糖皮质激素相较于白天降低，因而不利于抑制夜间皮肤炎症和／或释放的瘙痒介质，从而使夜间瘙痒加重。

4. 夜间，交感神经和副交感神经紧张度会发生节律性变化，如夜间交感神经张力降低而副交感神经张力相对增强，这会减弱对痒神经活性的调制，从而放大瘙痒信号。

5. 调节昼夜节律的褪黑素夜间分泌功能不全，夜间缺乏分散注意力的因素而沉思增加，容易产生心理压力，这些因素也会加重夜间瘙痒感受。

总之，特应性皮炎的夜间瘙痒和人体生理节律性失调密切相关。

为什么说痒是特应性皮炎最明显的特点?

几乎每个特应性皮炎患者都经历过瘙痒及搔抓性皮损的痛苦体验，因此瘙痒，特别是剧烈瘙痒，被公认是特应性皮炎诊断的第一标准和特征。剧烈瘙痒引发的破坏性搔抓会抓伤皮肤并导致多种皮损，这也表明控制"瘙痒-搔抓"循环在特应性皮炎治疗中的重要价值。

实际上，瘙痒也是其他 2 型炎症性疾病的特点，如皮肤瘙痒（特应性皮炎）引起搔抓、鼻腔瘙痒（过敏性鼻炎）引起打喷嚏、气管瘙痒（变异性哮喘）引起咳嗽、眼睛瘙痒（过敏性结膜炎）引起揉眼睛。

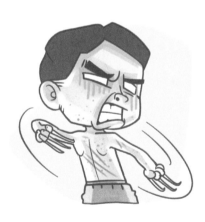

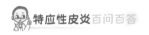
特应性皮炎为什么容易复发？

特应性皮炎作为慢性病，其慢性、复发性病程主要与遗传、免疫和环境等多种因素。父母亲等家族成员有过敏性疾病史是本病最主要的风险因素，遗传因素决定了患者存在先天的皮肤屏障功能障碍，容易受到外界环境因素的影响。容易引起复发的环境因素包括特应性的

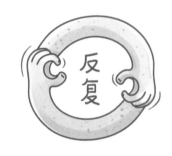

过敏原（吸入性过敏原、食物过敏原及接触性过敏原）、非特应性的刺激物（出汗、搔抓等）及感染因素（病毒、细菌及真菌）等。

另外，特应性皮炎患者处于炎症状态的皮肤中有较多免疫细胞，其长期存在且对外界环境的刺激具有"免疫记忆性"，当患者再次受到环境因素刺激时，就容易再次出现免疫细胞的激活，进而出现皮肤炎症。上述多种因素相互作用于疾病的各个环节，使特应性皮炎具有复发性的特点。

因此，若患者依从性不佳，不能足强度、足剂量、足疗程进行长期规律的治疗，会导致特应性皮炎易复发。

正因为特应性皮炎易复发，所以维持治疗十分重要。

哪些情况会导致特应性皮炎复发?

易复发是特应性皮炎的重要特点，导致特应性皮炎复发的主要因素包括以下几点。

1. 不正确的洗浴习惯，如水温偏高、洗浴频率过高或过低、洁肤用品刺激性过强等。

2. 保湿润肤剂选用不当或使用频次低。

3. 各种机械刺激和化学物质刺激，如搔抓、摩擦、穿毛织物衣物、接触漂白剂、饮酒、摄入辛辣饮食、过度干燥和高温刺激，以及环境中致敏物刺激(如花粉、尘螨、动物皮屑等)均可导致特应性皮炎复发。

4. 接触致敏物，如镍、新霉素、香料、甲醛、防腐剂、羊毛脂和橡胶等。

5. 发生其他疾病，如糖尿病。

6. 未坚持治疗，如停药或减药过快。

7. 感染、劳累、焦虑等也可导致特应性皮炎复发。

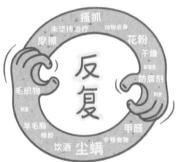

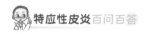

特应性皮炎复发前有什么征兆？

特应性皮炎复发前，患者可能接触了相关的危险因素，会感到瘙痒，尤其以晚上瘙痒为主，往往有难以抑制的搔抓欲望；好发部位出现湿疹样皮损、弥漫性红斑和丘疹；多数患者血清总 IgE 升高或过敏原特异性 IgE 阳性，以及血液中嗜酸性粒细胞计数和百分比增高。这些都是特应性皮炎复发前可能会出现的征兆。

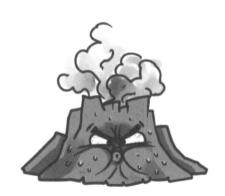

哪些因素可能诱发特应性皮炎急性发作?

特应性皮炎的急性发作特征为界限不清的红斑伴水肿、抓痕和浆液渗出，所有这些病变均可广泛分布，但通常累及面部、脸颊和躯干。

诱发特应性皮炎急性发作的因素主要是季节因素。换季的时候，空气中弥漫着过敏原，尤其是花粉、尘螨、动物皮屑等吸入性过敏原的刺激，可引起特应性皮炎急性发作。此外，儿童特应性皮炎急性发作还可能与接触性过敏原和食物过敏原等有关，成人特应性皮炎急性发作则还可能与心理因素有关。过敏原刺激等环境因素和遗传因素相互作用，引起皮肤屏障破坏和免疫失调，从而导致皮肤炎症急性发作。

另外，感染、外伤、手术、过敏性药物等也可诱发特应性皮炎的急性发作，如单纯疱疹病毒感染可引起疱疹样湿疹，细菌感染可引起自敏性皮炎，外伤和手术可引起创伤性湿疹。

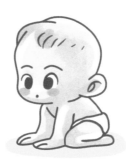

参考文献

[1] 中华医学会皮肤性病学分会免疫学组，特应性皮炎协作研究中心．中国特应性皮炎诊疗指南（2020版）．中华皮肤科杂志，2020，53（2）：81-88.

[2] 田燕，刘玮．皮肤屏障．实用皮肤病学杂志，2013(6)：346-348.

[3] STÄNDER S.Atopic dermatitis.N Engl J Med，2021，384（12）：1136-1143.

[4] KATOH N，OHYA Y，IKEDA M，et al.Japanese guidelines for atopic dermatitis 2020.Allergol Int，2020，69（3）：356-369.

[5] 谢志强，瘙痒的发病机制与临床．皮肤病与性病，2017，39：250-252.

[6] BAUTISTA D M，WILSON S R，HOON M A.Why we scratch an itch: the molecules，cells and circuits of itch. Nat Neurosci，2014，17：175-182.

[7] MOCHIZUKI H，KAKIGI R.Central mechanisms of itch.Clin Neurophysiol，2015，126：1650-1666.

[8] PATEL T，ISHIUJI Y，YOSIPOVITCH G.Nocturnal itch:why do we itch at night.Acta Derm Venereol，2007，87：295-298.

[9] KWATRA S G，MISERY L，CLIBBORN C，et al.Molecular and cellular mechanisms of itch and pain in atopic dermatitis and implications for novel therapeutics.Clin Trans Immunol，2022，11（5）：e1390.

[10] MURTA H，KATAYAMA I.Exacerbating factors of itch in atopic dermatitis.Allergol Int，2017，66（1）：8-13.

[11] LANGAN S M，IRVINE A D，WEIDINGER S.Atopic dermatitis. Lancet，2020，396（10247）：345-360.

第四章

特应性皮炎的诊断

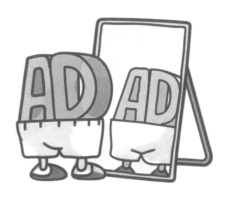

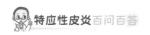

你知道中国特应性皮炎诊断标准吗？

北京大学人民医院张建中等提出的中国特应性皮炎诊断标准内容如下。

1. 病程超过 6 个月的对称性湿疹。

2. 特应性个人史和 / 或家族史（包括湿疹、过敏性鼻炎、哮喘、过敏性结膜炎）。

3. 血清总 IgE 升高和 / 或外周血嗜酸性粒细胞升高和 / 或过敏原特异性 IgE 阳性（过敏原特异性 IgE 检测 2 级或 2 级以上阳性）。

符合第 1 条，同时符合第 2 条或第 3 条中的任何 1 项即可诊断为特应性皮炎。此标准在国内应用较广泛。

提醒：需注意排除药疹、高 IgE 综合征、疥疮、淋巴瘤等疾病。

为什么要询问家族成员的过敏史？

　　特应性皮炎是一种慢性、炎症性、复发性皮肤病，患者常合并其他过敏性疾病并伴有家族史。医生在临床上需要仔细询问患者的过敏史和家族成员过敏史，如过敏性鼻炎、过敏性哮喘、过敏性结膜炎和荨麻疹等病史。因为特应性皮炎的发病与遗传因素密切相关，父母等家族成员有过敏性疾病是本病最强的风险因素之一。

　　父母、子女或兄弟姐妹若有过敏性疾病病史，则特应性皮炎的发病概率会大大增加。因此，询问家族成员的过敏史可以帮助临床医生进行特应性皮炎的诊断。在中国特应性皮炎诊断标准中，个人和家族成员过敏史是诊断标准之一。当患者临床表现不典型时，有可能会被误诊为其他疾病，例如脂溢性皮炎、接触性皮炎、银屑病等。此时通过询问患者的家族过敏史，可以在一定程度上避免误诊，帮助医生做出正确的诊断。

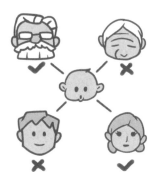

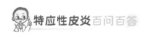

特应性皮炎要做哪些检查？

特应性皮炎诊断需要做一些化验检查，一方面可帮助疾病诊断；另一方面可帮助医生评估疾病的严重程度，以指导治疗。特应性皮炎患者需要检查血常规、血清总 IgE 和过敏原特异性 IgE，重点关注嗜酸性粒细胞百分比和绝对数，以及血清总 IgE 水平。

特应性皮炎部分患者还可能同时伴有其他的特应性疾病，如过敏性哮喘，过敏性鼻炎等；部分患者可能有明显的异种蛋白过敏，如食物蛋白（肉、蛋、牛奶、坚果）或吸入物（尘螨、艾蒿、霉菌）过敏。此时，检查过敏原一方面对特应性疾病的诊断有重要价值；另一方面有助于指导患者日常生活，避免接触可疑的过敏物质，避免诱发特应性皮炎加重。血清乳酸脱氢酶水平有时也与特应性皮炎严重程度相关。

若患者临床表现特别不典型，还可进行皮损病理活检，可与其他皮肤病，如银屑病、副银屑病、皮肤 T 细胞淋巴瘤等进行鉴别诊断，以避免误诊。

血清总 IgE 水平升高是什么意思?

IgE 是免疫球蛋白的一种,是由 B 淋巴细胞产生的。人体有 5 种免疫球蛋白:IgG、IgA、IgM、IgE 和 IgD,这些免疫球蛋白都是分泌到血清中的,血清中某种免疫球蛋白的升高(或降低)往往与特定疾病相关。IgE 是 B 淋巴细胞产生的专门负责过敏反应的一种免疫球蛋白,正常人血清总 IgE 水平很低,一般不超过 100 IU/mL,在过敏性(特应性)疾病中往往有升高,而且其升高水平往往与疾病严重程度相关,严重的特应性皮炎患者可高达几千到几万 100 IU/mL。IgE 在特应性皮炎中有致病作用,它可与肥大细胞或嗜碱性粒细胞表面的高亲和力 IgE 受体(Fc ε R)结合,活化细胞,释放介质,造成炎症反应。

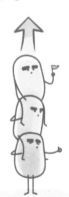

因此,为了诊断疾病和评估特应性皮炎的严重性,医生往往会检测患者血清总 IgE 水平。

血清总 IgE 升高也可见于其他情况,如寄生虫感染、剥脱性皮炎、皮肤 T 细胞淋巴瘤、移植物抗宿主病等。

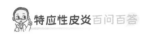

外周血嗜酸性粒细胞升高是什么意思?

外周血嗜酸性粒细胞增多多见于过敏性(特应性)疾病。特应性皮炎患者若有外周血嗜酸性粒细胞增多,往往提示疾病处于活动期,而且较严重。大多数情况下,外周血嗜酸性粒细胞升高越高,往往说明疾病越严重。嗜酸性粒细胞可游走到发炎的组织,通过分泌大量细胞因子和趋化因子(如 白介素 16、白介素 12、TGF-β 1 和白介素 13)发挥重要的免疫介导作用。

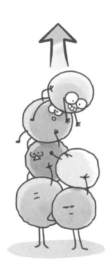

特应性皮炎皮疹好转时,外周血嗜酸性粒细胞计数往往快速下降,外周血嗜酸性粒细胞水平的升高有助于特应性皮炎的诊断。其他 2 型炎症性疾病,如嗜酸性粒细胞增多性皮炎、大疱性类天疱疮、哮喘、嗜酸性粒细胞增多性食道炎、过敏性肉芽肿病、寄生虫感染等,也可有外周血嗜酸性粒细胞增多,需注意鉴别。恶性嗜酸性粒细胞增多的情况极少见。

乳酸脱氢酶升高是什么意思?

乳酸脱氢酶(LDH)存在于人体各种器官的细胞之中,当细胞受到损伤和破坏时,LDH 就会释放入血,使血 LDH 升高,可见于儿童恶性肿瘤、皮肌炎及特应性皮炎等疾病。

对于特应性皮炎患者,血 LDH 水平的升高反映了皮肤炎症引起的组织损伤与特应性皮炎疾病严重程度相关,它可以作为疾病进展的标志物。中重度特应性皮炎患者疾病进展期,血清 LDH 水平会升高,当皮疹炎症消退时,血清 LDH 水平会恢复到正常水平。

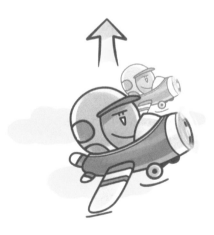

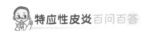

过敏原检查对特应性皮炎诊疗有什么意义？

环境因素是特应性皮炎发病的重要原因之一，其中食物过敏原和吸入性过敏原是诱发或加重特应性皮炎的重要因素。

婴幼儿特应性皮炎患者常可见食物过敏，特应性皮炎患儿食物过敏的发生率明显高于健康儿童。

在中国，2 岁以下的中重度特应性皮炎患儿食物过敏患病率为 50%，常见的过敏原有鸡蛋、牛奶、贝壳类、鱼类等。成人特应性皮炎主要为吸入性过敏原所致，70% 以上的患者有吸入性过敏原阳性，最常见的吸入性过敏原有尘螨、猫毛、狗毛、艾蒿、霉菌等；过敏的种类越多，疾病往往越严重。

特应性皮炎患者对接触性过敏原的过敏率也高于普通人，常见的过敏原有镍、香料、防腐剂、对苯二胺（染发剂）等。因此，对于中重度特应性皮炎，如果怀疑与食物、吸入物或接触物相关，应当进行过敏原检测。明确过敏原后进行回避，有助于预防特应性皮炎的促发和减轻特应性皮炎的严重度。过敏原检查结果的解读，需要专业医生来进行。

如何知道自己对什么物质过敏？

过敏原检查根据检测方法不同，分为体内试验和体外试验两大类。

第一类是体内试验，也就是在人体直接进行的试验。其又可分为三种，一种是将各种各样的可疑过敏原制成的一些皮贴贴在后背部位，等待 48~72 小时看结果，叫作斑贴试验（APT）是检测接触过敏原的。另一种是用细小的针蘸取少量可疑致敏原，轻轻刺入皮肤，使微量过敏原物质进入皮肤，根据皮肤的皮疹情况来判断患者对哪几类物质过敏，这是最常见的一种方式，叫皮肤点刺试验（SPT）；也可以把 0.1 毫升过敏原液皮内注射，叫皮内试验。还有一种就是在严密监视下进食可过敏的食物，叫食物激发试验（OFC）。

第二类是体外试验，就是抽血化验，检查血清中针对各种过敏原特异性 IgE 水平。

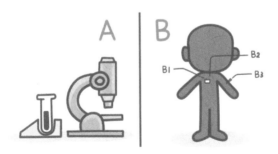

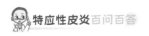

过敏原阴性就不是特应性皮炎吗?

大约 1/3 的特应性皮炎患者血清 IgE 水平不高，特异性 IgE 阴性，但根据病史（如皮肤干燥史和复发性湿疹史、过敏性疾病史）、皮损的临床表现和分布特点（如瘙痒和典型皮损）仍可诊断为特应性皮炎。

这种情况被称为内源性特应性皮炎。目前的研究提示，这部分患者可能存在自身过敏现象，即过敏原不是来自外部，而是来自内部，也叫自身免疫性特应性皮炎。

过敏原是特应性皮炎发病或加重的因素之一，不是特应性皮炎诊断标准中的必备因素。所以，过敏原阴性不影响特应性皮炎的诊断。

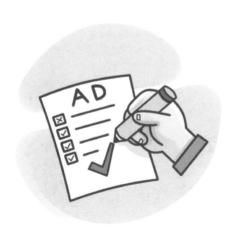

特应性皮炎患者最常见的过敏原有哪些?

5岁以下儿童常见的食物过敏原为牛奶、鸡蛋、小麦、花生和大豆; 5岁以上儿童常见的食物过敏原为坚果、贝壳类和鱼; 青少年和成人食物过敏少见, 个别人有花粉相关食物过敏, 可能会对苹果、芹菜、胡萝卜和榛果等过敏。

吸入性过敏原主要以屋尘螨/粉尘螨、屋尘、混合草为主。

常见的接触性致敏物有镍、新霉素、香料、甲醛、防腐剂、羊毛脂和橡胶。

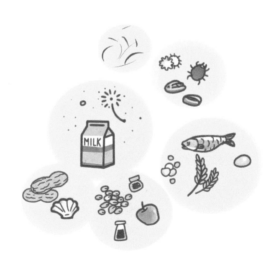

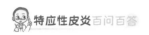

检查到对尘螨过敏，怎么办？

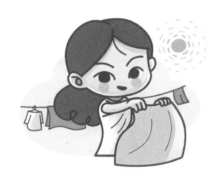

遇到尘螨过敏，应该采取各种措施减少生活和工作环境中尘螨的含量。尘螨适宜生存温度为 17~30 ℃，相对湿度 75%~80%，屋尘螨以人或动物脱落的皮屑为食，粉尘螨以粮食粉尘为食。大家可以通过改变环境的温度和湿度抑制尘螨繁殖；也可以通过断绝尘螨食物来源减少尘螨数量。例如，日常生活中不养宠物；不使用地毯，如果使用地毯，每周真空吸尘一次；床上用品要勤洗、勤晒；避免采用重织物窗帘，窗帘和家庭装饰织物应定期清洁；毛绒玩具采用 60 ℃水温洗涤；避免软垫椅；不挂壁毯；避免种植植物；定期吸尘或抹尘；定期使用防螨喷洒剂、清洗剂；床垫、枕头和被子可以套上防螨材料罩，或者套在黑袋子里在太阳下暴晒 1~2 小时；保持室内湿度不超过 50% 等。这些措施都有助于减少环境中尘螨的浓度，减轻临床症状。

另外，尘螨过敏原特异性免疫治疗可有效改善病情，降低疾病严重程度，减少复发次数，降低患者发生气道过敏的风险。

食物过敏原检测阳性，怎么办？

目前临床上有多种食物过敏原的检测方法，包括皮肤点刺试验、血清过敏原特异性IgE 检测和斑贴试验。但任何一种检测结果阳性并不能说明对该食物一定过敏。食物激发试验是诊断食物过敏最可靠的

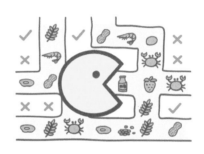

方法。建议生活中注意观察食物与皮疹间的因果关系，可采用回避和再暴露方式进一步判断。怀疑食物过敏时，可通过忌口 4~6 周，观察皮疹改善情况。若临床症状明显改善，再次暴露该食物变应原，诱发出速发反应症状和 / 或特应性皮炎评分，评分增加 ≥ 10 分，即为食物激发试验阳性。

对合并食物过敏的特应性皮炎患者需要综合管理，忌口是治疗特应性皮炎食物过敏的主要手段。患者应在严密监管下忌口，避免盲目忌口，尤其是儿童，要注意避免因长期盲目忌口而影响生长发育。

食物过敏原检测结果一定要结合病史、临床症状、食物规避反应情况，做出合理判断。

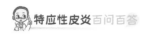
食物不耐受检查对
特应性皮炎诊断有意义吗？

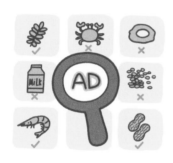

食物不耐受是人体针对一种或多种食物产生的免疫反应，进而引发的炎症反应。

据英国过敏协会统计，人群中有高达 45% 的人对某些食物产生不同程度的不耐受，婴儿及儿童的发生率更高。

既往研究显示，对螃蟹、鸡蛋、蛋白 / 蛋黄、牛奶、虾、大豆、小麦不耐受的人相对较多。罹患消化系统疾病，如慢性腹泻、慢性胃炎等疾病的患者出现食物不耐受的比例达 93.3%；有皮肤过敏性疾病的患者食物不耐受的比例达 95.5%；有呼吸系统疾病（如支气管哮喘、慢性咳嗽、慢性喘息性支气管炎）的患者出现食物不耐受的比例达 92.3%。

可见食物不耐受在无症状食物过敏患者及健康人群中都存在，特异性差。因此，不建议将其作为特应性皮炎患者食物过敏的诊断依据。

特应性皮炎患者斑贴试验的临床意义是什么？

特应性皮炎患者合并接触性皮炎的发生率增高，考虑与特应性皮炎患者皮肤屏障受损、抗原渗透性增加、抗原递呈作用增强引起的免疫调节紊乱，以及患者皮肤暴露于致敏物环境、微生物定植增加等引起的皮肤免疫反应有关。斑贴试验是诊断接触性过敏反应的重要手段。

传统的斑贴试验主要用于确诊小分子过敏原引起的接触性皮炎，其原理为迟发型过敏反应。当怀疑特应性皮炎患者皮疹复发或加重可能与接触某些物质相关，或者常规抗炎治疗已达足够疗程，皮疹改善不明显或再加重时，可考虑斑贴试验。特应性皮炎患者发生接触过敏的概率较普通人群更高。

特应性斑贴试验和传统的斑贴试验类似，只是检测的过敏原为大分子蛋白类的气源性过敏原和食物过敏原。目前特应性斑贴试验的方法尚未标准化，因此不同研究报道的特应性斑贴试验阳性率差别较大。但多数研究者认为与经典的变应原检测方法相比，特应性斑贴试验的临床相关性更好。该结论有待进一步论证。

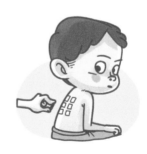

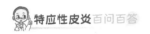

为什么外阴会出现湿疹？

外阴，即女性外生殖器，是湿疹的好发部位。

究其原因，首先，外阴是人体皮肤最为薄嫩的部位之一，是皮肤与黏膜交界的地方，其局部解剖结构复杂，易受到内、外刺激因素（如尿液、粪便、经血及清洗液、护垫、贴身衣物等）的影响，容易诱发湿疹。其次，外阴大汗腺分布多，易形成潮湿环境。再次，行走摩擦、性生活等可能导致外阴皮肤屏障功能受损。此外，久坐、肥胖、糖尿病及绝经期雌激素分泌减少等均可加重湿疹。部分患者出现外阴湿疹后有讳疾忌医、过度清洁等不当的处理，也会使湿疹越发严重。

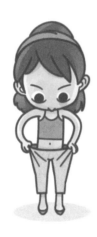

外阴湿疹的处理包括穿宽松纯棉内裤，保持局部清洁与干燥，皮疹处可外用激素类或非激素类抗炎药膏。

为什么说阴囊、外阴、肛门湿疹
是特应性皮炎的线索?

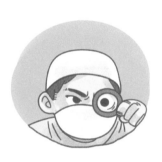

阴囊、外阴、肛门湿疹过去属于部位性湿疹,也属于过敏性、瘙痒性皮肤病。目前认为其致病机制可能是在免疫功能异常、皮肤屏障功能受损的基础上,加之局部环境潮湿,以及分泌物、细菌、真菌的作用或卫生用品等的刺激,进而导致局部过敏性炎症,表现主要是瘙痒性红斑,之后可发生肥厚等变化。

绝大部分患者呈现慢性经过,即呈慢性湿疹的过程,符合特应性皮炎的基本标准,可以作为特应性皮炎诊断的基本线索。在此基础上,若有个人或家族特应性疾病史,或有血清总 IgE 升高、外周血嗜酸性粒细胞升高或过敏原特异性 IgE 阳性,其中的任何一项都可以支持特应性皮炎的诊断。

因此,尽管阴囊、外阴、肛门湿疹部位较局限,但仍然可作为特应性皮炎的重要线索。

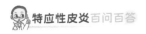

为什么说过度虫咬反应也是
特应性皮炎的线索？

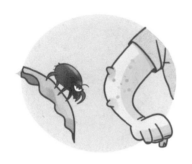

虫咬反应是指人体被昆虫叮咬后出现的局部或全身过敏反应。昆虫叮咬时注入人体的体液引起人体的速发型及迟发型变态反应是发病的主要原因。

正常人蚊虫叮咬后会发生反应，表现为皮肤局部黄豆大小至花生米大小的丘疹风团，但是可在 2~3 天消退。

特应性皮炎患者往往有过敏体质，蚊虫叮咬后的反应更加剧烈，局部红斑和风团面积更大，甚至可发生大水泡，除局部皮肤有红疹瘙痒外，还可能出现叮咬部位以外的红疹，更严重者可以出现声音嘶哑、气促等表现。过度反应的另一表现是瘙痒严重，持续时间长，往往数周都不退，而且易继发形成结节性痒疹。因此被称作过度虫咬反应，是诊断特应性皮炎的重要线索。

什么是白色皮肤划痕症?
与特应性皮炎是什么关系?

白色皮肤划痕症是皮肤对物理性划压的一种特殊反应,表现为患者皮损部位或非皮损部位在划压后10~30秒发生的沿划压部位的白色痕迹。白色皮肤划痕症属于轴索反应,为局部血管暂时性收缩所致,是特应性皮炎患者特有的一种现象,可能与交感神经的调节异常有关。

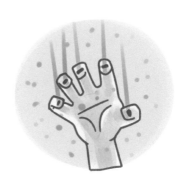

特应性皮炎患者由于皮肤屏障被破坏,皮肤的经皮水分丢失量增加,皮肤表面的含水量降低,会产生显著的皮肤干燥表现,这也有助于形成白色皮肤划痕症。该症在青少年、成人特应性皮炎患者中发生率较高,因此是临床诊断特应性皮炎的重要线索。

白色皮肤划痕症也可以发生于其他皮肤病,如 Sezary 综合征等。

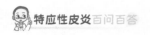

参考文献

[1] 中华医学会皮肤性病学分会免疫学组，特应性皮炎协作研究中心．中国特应性皮炎诊疗指南（2020 版）．中华皮肤科杂志，2020，53（2）：81-88.

[2] LIU P，ZHAO Y，MU Z L，et al.Clinical Features of adult/ adolescent atopic dermatitis and Chinese criteria for atopic dermatitis. Chin Med J（Engl），2016，129（7）：757-762.

[3] GUO Y，LI P，TANG J，et al.Prevalence of atopic dermatitis in Chinese children aged 1–7ys.Sci Rep，2016，6（1）：29751.

[4] 顾恒.《中国特应性皮炎诊疗指南(2014 版)》解读．中华医学信息导报，2015（14）：11.

[5] LIU F T，GOODARZI H，CHEN H Y.IgE，mast cells，and eosinophils in atopic dermatitis.Clin Rev Allergy Immunol，2011，41（3）：298-310.

[6] OETTGEN H C.Fifty years later: Emerging functions of IgE antibodies in host defense，immune regulation，and allergic diseases.J Allergy Clin Immunol，2016，137（6）：1631-1645.

[7] KATOH N，OHYA Y，IKEDA M，et al.Clinical practice guidelines for the management of atopic dermatitis 2018.J Dermatol 2019, 46(12): 1053-1101.

[8] 中国医师协会皮肤科医师分会儿童皮肤病专业委员会，中华医学会皮肤性病学分会儿童学组，中华医学会儿科学分会皮肤性病学组．儿童特应性皮炎相关食物过敏诊断与管理专家共识．中华皮肤科杂志，2019，52（10）：711-716.

[9] 黄迎，钱秋芳，张志红，等.1140 例特应性皮炎患儿血清过敏原检测及分析.中国麻风皮肤病杂志，2019，35（11）：689-691，700.

[10] 孟光，唐廉，陈玲，等.尘螨过敏原综合防护方法.中国公共卫生，2014，30（12）：1620.

[11] 张国军，吕虹，周亚莉，等.食物不耐受检测临床意义的探讨.现代检验医学杂，2008，23（5）：87-88.

[12] VOJDANI A, CAMPBELL A W, ANYANW U E, et al. Antibodies to neuron-specific antigens in children with autism: possible cross-reaction with encephalitogenic proteins from milk, Chlamydia pneumoniae and Streptococcus group A. J Neuroimmunol. 2002, 129(1-2):168-177.

[13] BOCK S A. AAAAI support of the EAACI Position Paper on IgG4. J Allergy Clin Immunol, 2010, 125（6）：1410.

[14] STAPEL S O, ASERO R, BALLMER-WEBER B K, et al.Testing for IgG4 against foods is not recommended as a diagnostic tool: EAACI Task Force Report.Allergy, 2008, 63（7）：793-796.

[15] 钟华.特应性皮炎与接触过敏.皮肤科学通报，2020，37（2）：213-217.

[16] 窦侠，于波.特应性皮炎过敏原的确定.医学与哲学，2014，35（12）：15-17.

[17] 付玉萍，李东宁，王兰，等.特应性皮炎患者尘螨特应性斑贴试验结果分析.中华皮肤科杂志，2016，49（1）：40-42.

[18] 赵辨.中国临床皮肤病学.南京：江苏凤凰科学技术出版社，2009：6.

[19] BAUER A, RÖDIGER C, GREIF C, et al.Vulvar dermatoses–irritant and allergic contact dermatitis of the vulva.Dermatology, 2005, 210（2）：143-149.

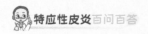特应性皮炎百问百答

[20] PICHARDO-GEISINGER R.Atopic and contact dermatitis of the vulva. Obstet Gynecol Clin North Am，2017，44（3）：371-378.

[21] KRONER D G，PLUNKETT P，LYDY M J.Taking the Bite out of Mosquito Bites: The Role of Perceived Risk.Int J Environ Health Res，2022，32（1）：18-28.

[22] 中华医学会皮肤性病学分会儿童皮肤病学组．中国儿童特应性皮炎诊疗共识（2017 版）．中华皮肤科杂志，2017，50（11）：784-789.

[23] SHI M，ZHANG H，CHEN X，et al.Clinical features of atopic dermatitis in a hospital-based setting in China.J Eur Acad Dermatol Venereol，2011，25（10）：1206-1212.

第五章

特应性皮炎的
鉴别诊断

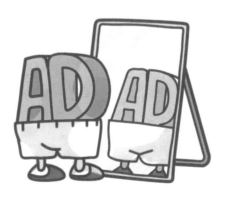

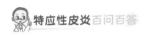

临床表现很像特应性皮炎的皮肤病有哪些?

需要与特应性皮炎鉴别的疾病有很多,包括其他慢性皮肤病、感染及代谢性疾病、遗传性疾病(如原发性免疫缺陷)和自身免疫性疾病。

婴儿期特应性皮炎通常先于或伴随脂溢性皮炎出现。婴儿疥疮常累及全身,与特应性皮炎症状相似。婴儿期特应性皮炎还需与原发性免疫缺陷(如湿疹血小板减少伴免疫缺陷综合征,即 Wiskott-Aldrich 综合征;高 IgE 综合征)等其他少见疾病鉴别,基因检测有助于将这些疾病与特应性皮炎区分开。

儿童期特应性皮炎需要鉴别诊断的疾病包括脂溢性皮炎、疥疮、接触性皮炎和银屑病等。

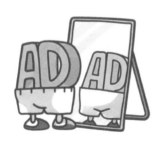

与儿童期发病的特应性皮炎相比,成人期发病的特应性皮炎表现异质性更大,主要的鉴别诊断包括银屑病、皮肤 T 细胞淋巴瘤(如蕈样肉芽肿)和药疹(如通道阻滞剂)。对于患有慢性皮炎,且对外用激素治疗反应差的患者,应考虑蕈样肉芽肿的可能,需要进行多次活检加以鉴别。

特应性皮炎与接触性皮炎有什么区别

特应性皮炎与接触性皮炎的主要区别如下。

1. 临床表现不同：特应性皮炎多在婴幼儿或儿童期发病，不同年龄阶段皮损表现不同，以皮肤干燥、反复剧烈的瘙痒及慢性复发性皮炎为特征，皮损边界不清；接触性皮炎因接触外界刺激物所致，多边界清楚，累及暴露或接触部位，病程有自限性，去除病因后症状可改善，避免接触则不再复发。

2. 个人史或家族史不同：特应性皮炎患者多存在哮喘、过敏性鼻炎等疾病的个人史或家族史；接触性皮炎患者无此病史。

3. 发病机制不同：特应性皮炎主要与 2 型炎症相关；接触性皮炎多与 1 型炎症相关。对有湿疹样皮损而无特应性个人史或家族史的青年和成人，应全面询问病史，并考虑进行斑贴试验来评估皮炎的性质。

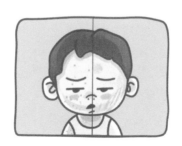

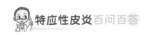
特应性皮炎与银屑病（牛皮癣）有什么区别？

特应性皮炎与银屑病均是遗传因素和环境因素共同作用所诱发的疾病，为免疫介导的慢性、复发性、炎症性、系统性疾病。但二者存在以下不同特点。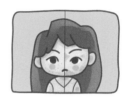

1. 发病人群不同：特应性皮炎常在婴儿期或儿童期发病；银屑病发病高峰期以青春期晚期和成年早期为主。

2. 发病机制不同：特应性皮炎主要与 2 型炎症相关；银屑病多与 17 型炎症相关。

3. 个人史或家族史不同：特应性皮炎患者常存在哮喘、过敏性鼻炎等疾病的个人史或家族史；银屑病患者与过敏性疾病无关。

4. 临床表现不同。

（1）特应性皮炎皮损以皮肤干燥、反复剧烈的瘙痒及慢性、复发性皮炎为特征，皮损边界不清楚；银屑病的皮损特点为界限清楚的斑块，上覆厚层银白色鳞屑，少数患者刮除鳞屑后可见顶针样的点状凹陷等甲损害。

（2）从瘙痒程度上看，特应性皮炎常有剧烈的瘙痒；而银屑病一般不痒或仅有轻度瘙痒。

（3）发生于头皮的特应性皮炎主要表现为头皮片状的丘疹或细小的脱皮，无束状发表现；而发生于头皮的银屑病常常表现为前额发际部位受累，可见界限清楚的肥厚性红色斑块，上覆银白色鳞屑，头发可呈束状发表现。

特应性皮炎与淋巴瘤有关系吗?

特应性皮炎与淋巴瘤之间的关联目前仍有争议。

一项纳入了 4 项队列研究和 18 项病例对照研究的系统评价和 meta 分析发现，与一般人群相比，特应性皮炎患者发生淋巴瘤的风险轻度增加。

该 meta 分析纳入的其中 3 项研究报道称，特应性皮炎的严重程度与皮肤 T 细胞淋巴瘤显著相关。

然而，因为不能排除错误分类偏倚，皮肤 T 细胞淋巴瘤病例最初可能会被误诊为重度特应性皮炎并按照后者给予治疗，因此其关联性仍存在争议。

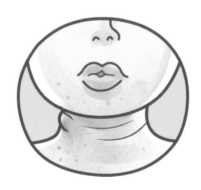

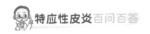

湿疹和特应性皮炎是什么关系?

湿疹和特应性皮炎可能是对疾病的认识程度不同所做出的诊断。在国外，湿疹是一种症状描述，湿疹和特应性皮炎几乎是等同的。实际上，湿疹和特应性皮炎从临床表现、发病机制、病理及实验室检查和治疗上来说确实都很相似。

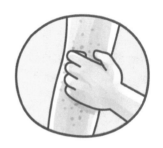

从发病机制上来说，无论是湿疹还是特应性皮炎，都与 T 细胞亚群失衡、皮肤屏障功能障碍等因素相关；都有共同的诱因，内因如精神紧张、疲劳、情绪变化、感染等，外因如环境、气候变化，动物皮毛刺激，遇热出汗，搔抓等。

此外，特应性皮炎的个人史和家族史是随着时间累积逐渐表现出来的，甚至有患者诊断湿疹 60 年后才发生哮喘，这实际上就是典型的特应性皮炎，所以我们要从累积、渐进的过程去理解湿疹和特应性皮炎的关系。

神经性皮炎和特应性皮炎是什么关系？

神经性皮炎就是特应性皮炎。神经性皮炎是一个"老的"医学名词，由欧洲人提出来的。后来证明神经性皮炎就是特应性皮炎，只不过神经性皮炎的皮疹是以皮肤肥厚、苔藓样变、瘙痒为主要的表现，渗出不多。这个词在欧洲及美国已经不再使用了。

需要注意的是，医生在看到像"神经性皮炎"的皮疹，如后颈、肘关节伸侧和手足部的"神经性皮炎"，一定要询问患者本人及其一、二、三级亲属中是否有过敏性鼻炎、过敏性结膜炎、哮喘等过敏性疾病。如果患者或其亲属中有上述过敏性疾病，可以初步诊断为特应性皮炎。这种情况下，通常进一步进行血清总 IgE 和 / 或外周血嗜酸性粒细胞水平和 / 或过敏原特异性 IgE 检测，可证实诊断。

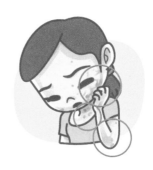

也就是说，我们可以把"神经性皮炎"的表现当成特应性皮炎的"线索"。

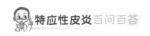

结节性痒疹与特应性皮炎是什么关系？

结节性痒疹是不常见的慢性皮肤病，主要发生于中老年人群，特征为对称分布的、坚实的多发瘙痒性结节，治疗困难。约 50% 的结节性痒疹患者有特应性皮炎病史。

实际上，老年特应性皮炎常表现为结节性痒疹样损害，即以四肢伸侧、背部为主的广泛分布的苔藓样湿疹，伴剧烈瘙痒。

当遇到以反复瘙痒和痒疹样皮疹为特征的患者，需要进一步完善血清总 IgE、过敏原特异性 IgE 或外周血嗜酸性粒细胞等检查，并询问特应性个人史或家族史，以判断是否可能是特应性皮炎的亚型，如确诊为特应性皮炎，可使用针对 Th2 细胞因子的单抗治疗，有较好的疗效。

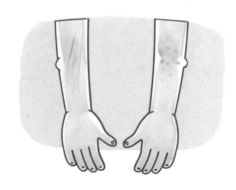

多形性日光疹与特应性皮炎是什么关系？

多形性日光疹可能是特应性皮炎的变型，大部分患者在春夏等日光强烈的季节日晒后，颜面、手背、前胸 V 字区等部位有湿疹样或痒疹样的皮疹表现，伴有明显的瘙痒。

遇到这类患者，应当询问患者有没有过敏性鼻炎、哮喘、过敏性结膜炎、荨麻疹等特应性疾病，必要时化验外周血嗜酸性粒细胞、嗜碱性粒细胞，血清总 IgE 和过敏原特异性 IgE，以做出明确诊断。

近年来，这种皮炎也常以一个新概念——光敏性特应性皮炎——被提出，在特应性皮炎患者中占一定的比例。

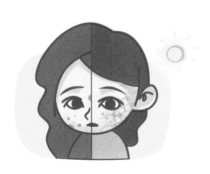

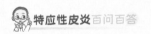

参考文献

[1] KROL A, KRAFCHIK B.The differential diagnosis of atopic dermatitis in childhood.Dermatol Ther, 2006, 19（2）: 73-82.

[2] WEISSHAAR E, WEISS M, METTANG T, et al.Paraneoplastic itch: an expert position statement from the Special Interest Group (SIG) of the International Forum on the Study of Itch (IFSI).Acta Derm Venereol, 2015, 95（3）: 261-265.

[3] SUNG C T, MCGOWAN M A, JACOB S E.Allergic Contact Dermatitis Evaluation: Strategies for the Preschooler.Curr Allergy Asthma Rep, 2018, 18（10）: 49.

[4] OWEN J L, VAKHARIA P P, SILVERBERG J I.The Role and Diagnosis of Allergic Contact Dermatitis in Patients with Atopic Dermatitis. Am J Clin Dermatol, 2018, 19（3）: 293-302.

[5] TSAI Y C, TSAI T F.Overlapping Features of Psoriasis and Atopic Dermatitis: From Genetics to Immunopathogenesis to Phenotypes.Int J Mol Sci, 2022, 23（10）: 5518.

[6] LEGENDRE L, BARNETCHE T, MAZEREEUW-HAUTIER J, et al.Risk of lymphoma in patients with atopic dermatitis and the role of topical treatment: A systematic review and meta-analysis.J Am Acad Dermatol, 2015, 72（6）: 992-1002.

[7] LEUNG D Y, GUTTMAN-YASSKY E.Assessing the current treatment of atopic dermatitis: Unmet needs.J Allergy Clin Immunol, 2017, 139（4S）: S47-S48.

[8] GUTTMAN-YASSKY E, KRUEGER J G.Psoriasis: evolution of pathogenic concepts and new therapies through phases of

translational research.Br J Dermatol, 2007, 157（6）: 1103-1115.

[9] GUTTMAN-YASSKY E, NOGRALES K E, KRUEGER J G.Contrasting pathogenesis of atopic dermatitis and psoriasis－part I: clinical and pathologic concepts.J Allergy Clin Immunol, 2011, 127（5）: 1110-1118.

[10] ARANA A, WENTWORTH C E, FERNANDEZ-VIDAURRE C, et al. Incidence of cancer in the general population and in patients with or without atopic dermatitis in the U.K. . Br J Dermatol, 2010, 163（5）: 1036-1043.

[11] VAJDIC C M, FALSTER M O, DE SANJOSE S, et al.Atopic disease and risk of non-Hodgkin lymphoma: an InterLymph pooled analysis.Cancer Res, 2009, 69（16）: 6482-6489.

[12] KANTOR R, THYSSEN J P, PALLER A S, et al. Atopic dermatitis, atopic eczema, or eczema? A systematic review, meta analysis, and recommendation for uniform use of "atopic dermatitis". Allergy, 2016, 71（10）: 1480-1485.

[13] SILVERBERG J I, THYSSEN J P, PALLER A S, et al.What's in a name? Atopic dermatitis or atopic eczema, but not eczema alone. Allergy, 2017, 72（12）: 2026-2030.

[14] LOTTI T, BUGGIANI G, PRIGNANO F.Prurigo nodularis and lichen simplex chronicus.Dermatol Ther, 2008, 21（1）: 42-46.

[15] JONES R O.Lichen simplex chronicus.Clin Pod iatr Med Surg, 1996, 13（1）: 47-54.

[16] WILLIAMS K A, HUANG A H, BELZBERG M, et al.Prurigo nodularis: Pathogenesis and management.J Am Acad Dermatol, 2020, 83（6）: 1567-1575.

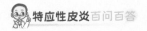
[17] IKING A, GRUNDMANN S, CHATZIGEORGAKIDIS E, et al.Prurigo as a symptom of atopic and non-atopic diseases: aetiological survey in a consecutive cohort of 108 patients.J Eur Acad Dermatol Venereol, 2013, 27（5）: 550-557.

[18] NAHHAS A F, OBERLIN D M, BRAUNBERGER T L, et al.Recent Developments in the Diagnosis and Management of Photosensitive Disorders.Am J Clin Dermatol, 2018, 19（5）: 707-731.

[19] OGBOLI M I, RHODES L E.Chronic actinic dermatitis in young atopic dermatitis sufferers.Br J Dermatol, 2000, 142（4）: 845.

第六章

特应性皮炎的病情评估

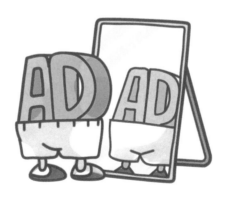

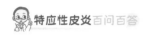

为何患者应学会病情自我评估?

俗话说"久病成医",对于慢性病,患者应当掌握一些疾病发作、严重程度判断,甚至治疗选择的常识。特应性皮炎是一种慢性病,常常缓解和加重交替,需要长期治疗,而长期治疗的疗效如何有赖于医患的配合。

患者应当学习一些特应性皮炎的常识,了解一些特应性皮炎的病因和诱发加重的因素,掌握对病情活动度和严重性的基本判断,以及时采取相关措施,避免延误病情。

特应性皮炎的自我评估主要包括皮疹严重性评估、瘙痒严重性评估、疗效评估,有时需要用记日记的方法来记录。特应性皮炎需要长期管理,包括医生的管理和患者的自我管理,而自我评估是自我管理的一部分。在疾病管理过程中,患者应当掌握自我评估病情的方法,能对自己疾病的活动度、严重性、应当用什么药、用多大剂量、多长疗程等有个基本判断。这样就能够变被动为主动,甚至参与治疗方案的决策,以达到长期控制病情、减少复发的目的。

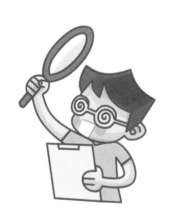

特应性皮炎患者如何自我评估?

患者可以通过特应性皮炎相关的评分量表进行简便且合理的自我评估,这些评分量表包括:特应性皮炎控制工具(atopic dermatitis control tool,ADCT)、源自患者的湿疹评价(patient-oriented eczema measure,POEM)、皮肤病生活质量指数(dermatology life quality index,DLQI)、数值评定量表(numerical rating scale,NRS)等。

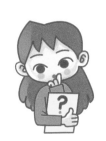

1. 特应性皮炎控制工具(ADCT)

该表需要患者根据过去一周内的情况,选择最合适的选项回答以下 6 个问题。

ADCT 量表

问题	0 分	1 分	2 分	3 分	4 分
1. 您如何评价您的 AD/ 湿疹相关症状?	无	轻度	中度	严重	非常严重
2. 由于 AD/ 湿疹,您最近一周有多少天出现了剧烈的瘙痒	完全没有	1~2 天	3~4 天	5~6 天	每天
3.AD/ 湿疹让您有多大程度的不适感?	完全没有	有一点	中等	非常	极大
4. 由于 AD/ 湿疹,您最近一周有多少个晚上无法入睡或睡不安稳?	没有	1~2 天	3~4 天	5~6 天	每晚
5.AD/ 湿疹对您的日常活动有多大影响?	完全没有	有一点	中等	很大	极大
6.AD/ 湿疹对您的心情或情绪有多大影响?	完全没有	有一点	中等	很大	极大

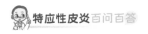

2. 源自患者的湿疹评价（POEM）

该表需要患者对过去一周内 7 种湿疹相关症状发生的频次进行量化评分。

POEM 量表

问题	0分	1分	2分	3分	4分
1.过去一周内，有多少天您的皮肤因为 AD/ 湿疹导致皮肤瘙痒？	0 天	1~2 天	3~4 天	5~6 天	每天
2.过去一周内，有多少个夜晚您的皮肤因为 AD/ 湿疹受到影响？	0 天	1~2 天	3~4 天	5~6 天	每天
3.过去一周内，有多少天您的皮肤因为 AD/ 湿疹导致流血？	0 天	1~2 天	3~4 天	5~6 天	每天
4.过去一周内，有多少天您的皮肤因为 AD/ 湿疹流出或渗出透明液体？	0 天	1~2 天	3~4 天	5~6 天	每天
5.过去一周内，有多少天您的皮肤因为 AD/ 湿疹出现破裂？	0 天	1~2 天	3~4 天	5~6 天	每天
6.过去一周内，有多少天您的皮肤因为 AD/ 湿疹发生脱屑？	0 天	1~2 天	3~4 天	5~6 天	每天
7.过去一周内，有多少天您的皮肤因为 AD/ 湿疹变得干燥粗糙	0 天	1~2 天	3~4 天	5~6 天	每天

3. 皮肤病生活质量指数（DLQI）

该表评价患者在过去一周内皮肤疾病对日常生活造成的影响程度。

DLQI 量表

问题	0分	1分	2分	3分
1. 过去一周内，您的皮肤瘙痒、刺痛、疼痛程度如何？	无	轻微	中度	严重
2. 过去一周内，您因为皮肤问题而产生尴尬或太注意自己的程度怎样呢？	无	轻微	中度	严重
3. 过去一周内，您的皮肤问题对您上街购物、做家务或整理庭院的影响有多大？	无	轻微	中度	严重
4. 过去一周内，您的皮肤问题对您选择衣服方面的影响有多大？	无	轻微	中度	严重
5. 过去一周内，您的皮肤问题对您的社交或休闲生活影响有多大？	无	轻微	中度	严重
6. 过去一周内，您的皮肤对您做运动造成的困难有多大？	无	轻微	中度	严重
7. 过去一周内，您的皮肤问题是否让您无法工作或学习？如果是"没有"，在过去一周，您的皮肤问题对您的工作或读书方面造成的问题有多大？	无	轻微	中度	严重
8. 过去一周内，您的皮肤问题影响您和爱人、密友或亲戚之间的交往了吗？	无	轻微	中度	严重
9. 过去一周内，您的皮肤问题对您性生活造成了多大的影响？	无	轻微	中度	严重
10. 过去一周内，您的皮肤问题给您造成了多大的麻烦，如把家里弄得一团糟或占用了您很多时间？	无	轻微	中度	严重

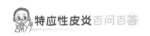

如何自我评估特应性皮炎的严重程度？

特应性皮炎患者病情严重程度，除了医生使用客观评价方法进行分级外，还可以通过自我评估量表的得分来评估。

1.特应性皮炎控制工具（ADCT）评分总分为 24 分，得分越高，说明特应性皮炎控制越差。总得分 ≥ 7 分，或任一项得分 ≥ 2 分，或第 4 项 ≥ 1 分，说明患者特应性皮炎控制不佳。患者的得分会随着时间变化，与上一次得分相比，减少 5 分及以上提示特应性皮炎改善，增加 5 分及以上提示特应性皮炎恶化。

2.源自患者的湿疹评价（POEM）评分总分为 28 分，得分越高，说明特应性皮炎疾病活动越严重。总得分 0~2 分：无或几乎无疾病活动；3~7 分：轻度；8~16 分：中度；17~24 分：重度；25~28 分：非常严重。

3.皮肤病生活质量指数（DLQI）评分总分为 30 分，得分越高，说明特应性皮炎对生活质量影响越大。总得分 0~1 分：毫无影响；2~5 分：轻度影响；6~10 分：中度影响；11~20 分：重度影响；21~30 分：极重度影响。

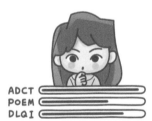

如何评估瘙痒症状有多严重？

瘙痒是皮肤或黏膜的一种引起搔抓欲望的不愉快的感觉，其产生机制尚未明确，目前临床缺乏评价瘙痒的统一标准。

单维度瘙痒强度量表是当前运用于湿疹 / 特应性皮炎瘙痒感觉评估的最常用量表，如数值评定量表（NRS）、口述描绘评分法（verbal rating scale，VRS）和瘙痒程度视觉模拟尺评分（visual analogue scale，VAS），均已被广泛应用于湿疹 / 特应性皮炎临床瘙痒程度评估。

1.NRS 将瘙痒的程度用 0~10 共 11 个数字表示，0 表示不痒，10 表示所能想象到的最严重的瘙痒，患者根据自身瘙痒的程度在这 11 个数字中挑选一个数字代表其瘙痒程度。NRS 简单实用，具有较高的信效度，是临床皮肤科医生经常用来评定患者瘙痒程度的量表。其中"0 < NRS < 4"表示轻度瘙痒；"4 ≤ NRS < 7"表示中度瘙痒；"7 ≤ NRS < 9"表示重度瘙痒；"NRS ≥ 9"表示极重度瘙痒。

2.VAS 通常是一条水平线，左端代表无瘙痒，右端代表极重度瘙痒，患者对当前瘙痒状态的感知在线条上做标记，以此来反映瘙痒程度。最终的 VAS 评分则是通过测量从左端到患者标记点的距离来确定。

3.VRS 是根据患者对自己瘙痒程度的描述来评估的，0 表示不痒，1 表示轻度瘙痒，2 表示中度瘙痒，3 表示严重瘙痒，4 表示极度瘙痒，患者根据自己的瘙痒体验选择相应瘙痒程度。该方法容易理解，不受患者的年龄、性别、种族的影响，应用较广泛。

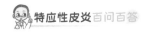

此外，瘙痒是可以由多种因素引起的主观症状，具有多维性，使用单一的瘙痒强度指标对其进行评估具有一定挑战性。因此还有多维度评估量表或问卷可以用来评估瘙痒程度。例如，瘙痒严重度量表（itch severity scale，ISS）、谢–川岛瘙痒严重度评价标准、四项目瘙痒量表（four-item itch questionnaire，FIIQ）和 12 项目瘙痒严重程度量表（12-item pruritus severity scale，12-PSS）等。这些量表可以结合瘙痒程度、睡眠干扰、精神心理并发症和生活质量等多个方面进行评估，对瘙痒的评估更加准确，但运用起来比单维度瘙痒强度量表也更加复杂。

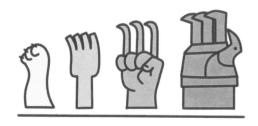

特应性皮炎对睡眠的困扰严重吗?

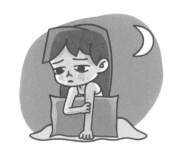

　　严重瘙痒导致的睡眠障碍在特应性皮炎患者中很常见，是导致患者生活质量下降的主要因素。由于剧烈瘙痒，患者常常入睡困难或频繁痒醒，从而影响患者生活质量，导致第二天晨起困难、易疲劳、困倦、注意力不集中、工作和学习效率低。据报道，47%~80% 的儿童特应性皮炎患者和 33%~87.1% 的成人特应性皮炎患者存在不同程度的睡眠障碍。

　　儿童发生严重瘙痒会给家庭带来很大心身负担，"一人患病，全家不安"。儿童剧烈瘙痒可导致哭闹，或者要求家长不停搔抓，特应性皮炎患儿家长往往心身疲惫。长期瘙痒、睡眠不足还可影响患儿生长发育、性格脾气、行为习惯的养成。因此要特别注意特应性皮炎对睡眠的影响和睡眠不足对患者乃至整个家庭心身健康的影响。

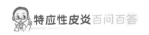

特应性皮炎对生活质量的影响有哪些表现?

由于特应性皮炎是慢性、顽固性、瘙痒性皮肤病，患者的症状和治疗负担会对患者本人及其家庭的生活质量造成不良影响，有的甚至比较严重。

对于婴儿特应性皮炎患者，最大的影响是瘙痒、睡眠障碍。

对于儿童特应性皮炎，除瘙痒和睡眠障碍外，还可对患儿运动（如游泳）、情绪、自尊心等带来不良影响，常可导致患儿社交障碍，甚至使患儿更易被孤立或遭受欺凌。特应性皮炎患儿也会对家庭饮食习惯、家庭经济支出造成影响，常常导致患儿父母情绪障碍和疲惫。

对于成人特应性皮炎，不少患者有心理压力、抑郁、焦虑等。患者常常工作效率下降、不愿意与人交往，日常社交活动和家庭生活受限。

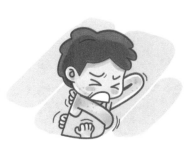

特应性皮炎因为就诊或住院，常常需要请假、缺勤，进而给家庭带来不小的经济负担。

如何评价患儿及其家庭成员的生活质量?

在皮肤科疾病中,特别是银屑病和特应性皮炎,已开发出多种生活质量评价工具。其中儿童皮肤病生活质量指数(CDLQI)问卷是最常用的,然后是皮肤病生活质量指数(DLQI)和婴儿皮肤病生活质量指数(IDQoL)。

还有针对特应性皮炎患者家庭成员生活质量评价的工具,包括家庭生活影响指数问卷(DFI)、特应性皮炎父母生活质量指数(PIQol-AD)和特应性皮炎儿童父母生活质量指数(PQol-AD)。

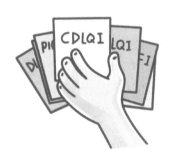

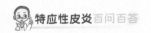

参考文献

[1] 中华医学会皮肤性病学分会免疫学组，特应性皮炎协作研究中心．中国特应性皮炎诊疗指南（2020版）．中华皮肤科杂志，2020，53（2）：81-88.

[2] PARISER D M，SIMPSON E L，GADKARI A，et al.Evaluating patient-perceived control of atopic dermatitis: design，validation，and scoring of the atopic dermatitis control tool (ADCT).Curr Med Res Opin，2020，36（3）：367-376.

[3] CHARMAN C R，VENN A J，WILLIAMS H C.The patient-oriented eczema measure: development and initial validation of a new tool for measuring atopic eczema severity from the patients' perspective. Arch Dermatol，2004，140（12）：1513-1519.

[4] 徐艳江,王敏华,孙素姣.生活质量量表在皮肤科的应用.皮肤病与性病，2020，42（3）:345-347.

[5] 刘晨阳，林于樱，朱威．瘙痒相关量表综述．实用皮肤病学杂志，2019（4）：227-229.

[6] 鞠延娇，谢志强.瘙痒评估工具研究进展.中国皮肤性病学杂志，2018，32（4）：456-461.

[7] YUNG-SEN CHANG，BOR-LUEN CHIANG，李俊达，等．睡眠问题与特应性皮炎:双向车道?.中华临床免疫和变态反应杂志,2018,12(6):702-708.

[8] 刘俊峰，朱海莉，莫秀梅，等.特应性皮炎患儿病情严重程度与行为异常的相关性研究.中国全科医学，2011（29）：3384-3386.

[9] HUANG J，CHOO Y J，SMITH H E，et al.Quality of life in atopic dermatitis in Asian countries: a systematic review.Arch Dermatol Res，2022，314（5）：445-462.

[10] ALI F，VYAS J，FINLAY A Y.Counting the burden: atopic dermatitis and health-related quality of life.Acta Derm Venereol，2020，100（12）：adv00161.

第七章

特应性皮炎的
合并症

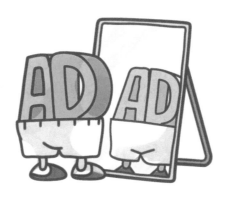

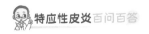

什么是特应性进程？

　　特应性一般指易患过敏性鼻炎、支气管哮喘和特应性皮炎等 2 型过敏性疾病的倾向，可伴或不伴血清总 IgE 升高。特应性进程指过敏性疾病从一种器官表现发展到其他器官表现的自然过程。过敏性疾病的发生按照特定时间顺序进行，由婴儿期的特应性皮炎和食物过敏，进展为儿童期的哮喘和过敏性鼻炎，再逐渐发展到包括嗜酸性食管炎、过敏性结膜炎等在内的多种 2 型过敏性疾病。

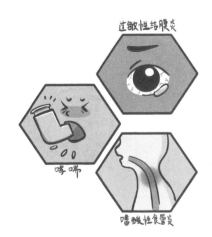

为什么特应性皮炎患者容易患上过敏性哮喘？

特应性皮炎患者和过敏性哮喘有着共同的发病机制。在过敏性疾病的自然进程中，婴幼儿早期主要表现为特应性皮炎和食物过敏，随着年龄增长，部分患儿表现为哮喘。

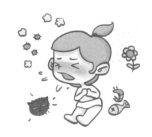

特应性皮炎患者发生哮喘的概率远高于非特应性皮炎患者。其机制是患者在遗传因素的基础上，伴有皮肤屏障功能障碍，导致过敏原等通过皮肤侵入人体，诱发 2 型炎症，并产生导致过敏的一些炎性介质，活化的细胞和炎性介质也可以作用于气道；另外过敏原也可从气道吸入患者体内，直接作用于气道上皮，导致致敏炎性细胞活化，产生炎性介质，进而导致气道平滑肌痉挛，黏膜水肿，黏液分泌增加，因此发生哮喘。

此外，研究已经证明，哮喘患者的抗病毒干扰素（IFN）产生减少，鼻上皮细胞易感染病毒并传播到下呼吸道，导致细胞坏死，释放活性白介素 33，引起 2 型炎症。同时，IFN 的另一个重要作用是直接抑制 Th2 细胞和 2 型先天淋巴细胞 (ILC2) 的增殖和 2 型炎症相关的细胞因子的产生，哮喘患者的 IFN 产生减少可能导致 2 型炎症加重。

因此，特应性皮炎患者易发生哮喘，哮喘患者 IFN 产生受损会进一步促进哮喘的发生。

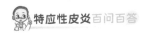

特应性皮炎与其他过敏性疾病有什么关系?

特应性皮炎的特征除了慢性湿疹表现外,患者还可有个人或家族性的特应性疾病史,可有血清 IgE 水平升高,以及食物和 / 或吸入性过敏原特异性 IgE 阳性。过去曾把特应性皮炎、哮喘和过敏性鼻炎 / 结膜炎称为过敏三联征,足见这些过敏性疾病之间的密切关系。

在特应性皮炎诊断的张氏标准中,特应性个人史和 / 或家族史(包括湿疹、过敏性鼻炎、哮喘、过敏性结膜炎等),以及血清总 IgE 升高和 / 或外周血嗜酸性粒细胞升高和 / 或过敏原特异性 IgE 阳性都是特应性皮炎诊断的条件之一,也说明特应性皮炎与其他过敏性疾病关系密切。

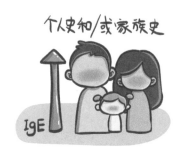

过敏性疾病的自然病程始于婴幼儿时期的特应性皮炎和食物过敏,随着年龄增长,逐渐表现为过敏性哮喘和过敏性鼻炎,其机制和遗传因素、皮肤屏障的破坏、环境中的过敏原以及微生物菌群的作用有着密切关系。

特应性皮炎有哪些合并症?

特应性皮炎若任其发展,可发生一系列合并症,有的甚至可威胁患者生命。因此,特应性皮炎要早期治疗、合理治疗、坚持治疗。常见的合并症有:

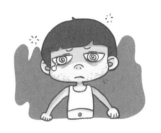

1. 红皮病:特应性皮炎患者病情加重时可发生红皮病。

2. 细菌感染,常见的有金黄色葡萄球菌感染。

3. 病毒感染,常见的有单纯疱疹病毒感染,严重者可形成疱疹性湿疹。

4. 哮喘:估计 8%~30% 的特应性皮炎患者合并哮喘。

5. 过敏性鼻炎:估计 35%~55% 的特应性皮炎患者合并过敏性鼻炎。

6. 过敏性结膜炎:估计 6%~20% 的特应性皮炎患者合并过敏性结膜炎。

7. 系统性过敏反应(Churg-Strass):这是特应性皮炎的严重合并症,2%~5% 的特应性皮炎患者合并系统性过敏反应。

8. 睡眠障碍:严重特应性皮炎往往会导致睡眠障碍。

9. 焦虑:30%~60% 的特应性皮炎患者有不同程度的焦虑。

10. 抑郁:5%~10% 的特应性皮炎患者有抑郁情况。

11. 其他:特应性皮炎患者常见的合并症还有神经衰弱等。

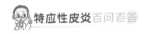

特应性皮炎患者易发生哪些皮肤感染?

由于皮肤屏障缺陷、免疫失调、金黄色葡萄球菌定植、皮肤菌群失调等原因,特应性皮炎患者的感染风险明显增加,可出现皮肤和软组织感染、菌血症、骨髓炎、脓毒性关节炎和心内膜炎等。

其中,常见的皮肤感染包括脓疱疮、丹毒、蜂窝织炎、皮肤脓肿、疱疹性湿疹(卡波西水痘样疹)、传染性软疣等。

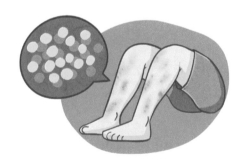

为何特应性皮炎会导致患者心理问题？

1. 特应性皮炎主要的临床表现之一是反复发作的皮肤斑丘疹，或者渗出、苔藓化等，尤其发生在患者颜面等部位时，影响容貌、社交等，会使得患者焦躁不安。

2. 由于特应性皮炎常瘙痒明显，严重影响患者的睡眠、日常生活和工作。病情严重时，瘙痒剧烈且夜间加重，因此会导致患者烦躁不安，甚至产生焦虑和抑郁情绪。

3. 特应性皮炎患者常合并多种过敏性疾病，需要应用多种药物对症治疗，会加重患者的经济负担；同时患者也会担心药物的不良反应，产生心理压力。

以上诸因素，可能会导致患者发生心理问题。

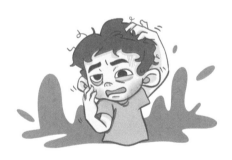

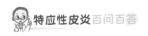

为何有时患者会控制不住地抓抠皮肤?

发生瘙痒后，人的本能反应必然是搔抓，搔抓可以短时止痒，搔抓在控制不愉快的瘙痒的同时也会带来一定程度的愉悦成分。搔抓反射有助于去除皮肤表面的有害物质，如正在叮咬你的蚊子。但对于特应性皮炎患者而言，有害物质是自身皮肤屏障防御缺陷而非草木、昆虫，这种痒的程度有时非常剧烈，甚于蚊虫叮咬，患者不得不抓抠皮肤至疼痛以换取片刻止痒。

有一部分患者不痒的时候也会不自主地抓抠皮肤，这种抓抠皮肤行为与痒觉程度不对称，或者说不依赖于单纯的瘙痒程度。这个现象的背后机制除了与瘙痒时的搔抓本能反射有关外，更重要的是与潜在的焦虑和抓痒愉悦习惯形成有关。其结果是患者皮肤损伤和"欲罢不能"的矛盾性痛苦体验，患者本人有时确实难以控制这种局势。这种情况需要医生多维度治疗，特别是要对患者进行心理治疗。

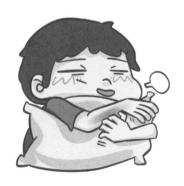

参考文献

[1] RING J.Terminology of allergic phenomena.Chem Immunol Allergy，2014，100：46-52.

[2] PALLER A S，SPERGEL J M，MINA-OSORIO P，et al.The atopic march and atopic multimorbidity: Many trajectories，many pathways.J Allergy Clin Immunol，2019，143（1）：46-55.

[3] HILL D A，GRUNDMEIER R W，RAMOS M，et al.Eosinophilic Esophagitis Is a Late Manifestation of the Allergic March.J Allergy Clin Immunol Pract，2018，6（5）：1528-1533.

[4] BRUNNER P M，SILVERBERG J I，GUTTMAN-YASSKY E，et al.Increasing Comorbidities Suggest that Atopic Dermatitis Is a Systemic Disorder.J Invest Dermatol，2017，137（1）：18-25.

[5] SPERGEL J M，PALLER A S.Atopic dermatitis and the atopic march. J Allergy Clin Immunol，2003，112(6 Suppl)：S118-S127.

[6] MATSUMOTO K，IIKURA K，MORITA H，et al.Barrier dysfunction in the atopic march-how does atopic dermatitis lead to asthma in children?. J Allergy Clin Immunol，2020，145（6）：1551-1553.

[7] 中华医学会皮肤性病学分会免疫学组，特应性皮炎协作研究中心 . 中国特应性皮炎诊疗指南（2020 版）. 中华皮肤科杂志，2020，53（2）：81-88.

[8] CZARNOWICKI T，KRUEGER J G，GUTTMAN-YASSKY E.Novel concepts of prevention and treatment of atopic dermatitis through barrier and immune manipulations with implications for the atopic march. J Allergy Clin Immunol，2017，139（6）：1723-1734.

[9] WANG V，BOGUNIEWICZ J，BOGUNIEWICZ M，et al.The infectious complications of atopic dermatitis.Ann Allergy Asthma Immunol，2021，126（1）：3-12.

[10] JU Y，LI M，LU X，et al.Skin picking in atopic dermatitis and psoriasis patients: a single-centre cross-sectional study in China. Acta Derm Venereol，2022，102:avd00629.

[11] 凯特琳·弗朗卡，穆罕默德·贾费洛尼.应激与皮肤疾病: 从基础到临床. 张海萍，谢志强，译.北京: 清华大学出版社，2021.

第八章

特应性皮炎的
治疗

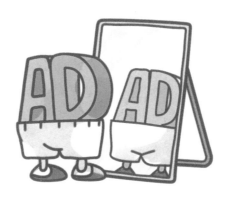

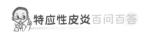
特应性皮炎能根治吗？

部分特应性皮炎婴幼儿、儿童患者可以痊愈。但青少年和成人特应性皮炎绝大部分是慢性过程，需要长期治疗，长期护理，目前还无法根治。

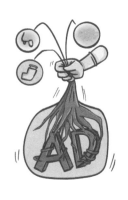

特应性皮炎的影响因素有很多，目前认为与遗传基因和环境因素密切相关，有特应性家族史的患者容易出现疾病的反复发作。环境污染、生活方式的改变、微生物感染、搔抓等因素也对疾病反复有重要诱发作用。具体到每个人，遗传因素和环境因素所占的比重有所不同，所处的环境因素也不一致，而目前针对遗传因素进行治疗还不现实，回避所有的环境因素也不现实。

特应性皮炎治疗的目标是什么？

目前，国内外专家普遍认为，特应性皮炎治疗的目标是缓解或消除临床症状，消除诱发和加重因素，减少和预防复发，减少或减轻合并症，提高生活质量。

部分发病早的特应性皮炎患儿可在学龄期早期痊愈；青少年和成人特应性皮炎绝大部分是慢性过程，目前还无法根治。但是，大部分患者经过正规的治疗及疾病管理可使特应性皮炎症状完全消退或显著改善，可以享受正常生活。因此患者务必配合医生，遵从医生医嘱规范治疗。

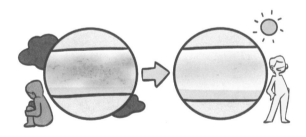

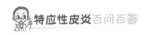
特应性皮炎 百问百答

什么情况下应该到医院就诊?

特应性皮炎是一种慢性、复发性疾病，它常处于发作和稳定交替的状态。首次就诊之后遵照医嘱规范治疗，通常病情会逐渐缓解。如果仅有皮肤干燥，患者做好日常护理，正确合理洗浴、润肤即可。

如果病情不缓解或出现治疗相关的不良反应，应及时到医院就诊。如果在疾病稳定一段时间后再次出现急性发作，如严重的瘙痒、皮损持续加重，也需要及时去医院寻求医生的帮助。另外，如果正在使用免疫抑制剂治疗，也需要定期到医院复诊，检查是否出现药物不良反应。

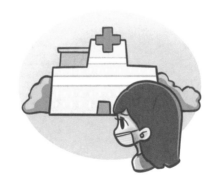

特应性皮炎有哪些治疗方法？

特应性皮炎的治疗方法很多，目前国际上公认的特应性皮炎治疗策略为阶梯式分级治疗。

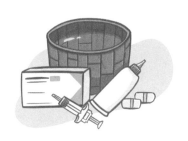

1.基础治疗：包括正确洗浴、恢复和保持皮肤屏障功能、避免接触各种机械和化学物质刺激、避免接触或摄入可疑致敏物质。基础治疗需要长期坚持。

2.药物治疗：

（1）轻度患者：根据皮损及部位选择外用的糖皮质激素、钙调神经磷酸酶抑制剂或磷酸二酯酶4抑制剂进行对症治疗，必要时口服抗组胺药治疗合并过敏症（荨麻疹、过敏性鼻炎）或止痒。

（2）中度患者：除了外用药物之外，可根据情况进行湿包治疗控制急性症状；另外，紫外线疗法（如 NB-UVB 或者 UVA1）也可以使用。

（3）重度患者：需要系统应用生物制剂或免疫抑制剂或 Janus 激酶抑制剂（JAK 抑制剂）；糖皮质激素只用于短期控制急性严重皮损；如果有感染要使用抗感染药物。

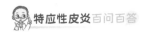

特应性皮炎最常用的外用药物有哪些?

特应性皮炎常用的外用药物有 4 种：保湿剂、外用抗炎药物、外用止痒剂、外用抗生物制剂。其中最常用的药用主要是外用糖皮质激素、钙调神经磷酸酶抑制剂。

外用糖皮质激素是特应性皮炎最常用的外用抗炎药物，包括超强效、强效、中效、弱效制剂。

钙调神经磷酸酶抑制剂也是治疗特应性皮炎的重要外用抗炎药物，主要用于面颈部、褶皱部位，以及乳房、肛门、外生殖器部位，可控制炎症与瘙痒，可用于主动维持治疗减少复发。

其他外用药物还有氧化锌油（糊）剂、黑豆馏油软膏、磷酸二酯酶 4 抑制剂软膏等，对特应性皮炎也有效；生理氯化钠溶液及其他湿敷药物对特应性皮炎急性期的渗出也有较好疗效。

特应性皮炎患者外用药的
使用原则是什么？

外用制剂的使用原则：根据皮损性质选择不同性能的外用制剂。

1. 干燥性皮损使用保湿剂。

2. 单纯瘙痒可选择止痒剂，伴干燥性皮损者可加用保湿剂。

3. 感染性皮损使用相应抗微生物制剂。

4. 炎症性皮损根据严重程度选择不同强度的抗炎制剂。

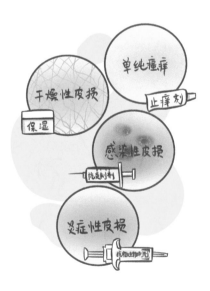

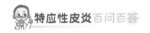

如何确定外用药的使用剂量?

特应性皮炎外用药的使用剂量,可以采用指尖单位 (fingertip unit,FTU) 进行估算,1FTU≈0.5 克,可以涂满两个手掌大小的面积,约为体表面积的 2%。也就是说,外用药膏挤于食指末端指节的量可以涂满成人患者两个手掌面积的皮损。患者在使用时可以估计一下皮损相对于手掌的大小,然后按比例用手指衡量外用药用量。在皮炎急性发作期,外用药应每天使用 2 次,减轻后可改为每日 1 次,疾病稳定后可以过度至长期维持治疗。

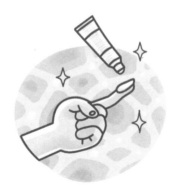

如何涂抹保湿剂?

　　保湿剂是特应性皮炎的基础治疗方式之一，有助于防止皮肤水分丢失，恢复皮肤屏障，减弱外源性不良因素的刺激，从而减少疾病的发作次数和严重程度。在疾病稳定期，也应坚持使用保湿剂。

　　患者可以根据自身情况选择合适的保湿剂。每日至少使用 2 次保湿剂，面颈、手部等暴露部位可增加使用次数，足量多次使用更好。建议儿童每周用量 100~250 克，成人每周用量不少于 250 克。沐浴后立即全身涂抹保湿剂有助于提高保湿效果。涂保湿剂时，最好顺着毛发生长方向反复轻揉，以利于保湿剂渗入皮肤。

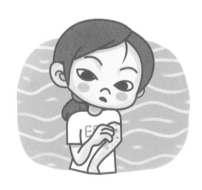

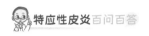

如何使用外用抗炎药物?

外用抗炎药物包括外用的糖皮质激素、钙调神经磷酸酶抑制剂、磷酸二酯酶 4 抑制剂等,是特应性皮炎治疗的常用药物。

1. 外用糖皮质激素(topical corticosteroids,TCS):TCS 是特应性皮炎的一线治疗药物。根据患者的年龄、皮损性质、皮损部位及病情程度应选择不同剂型和强度的 TCS,以快速、有效地控制炎症、减轻症状。

不同皮损部位应选用不同强度的 TCS。薄嫩部位(面颈部、眼周、腋窝、腹股沟、股内侧和外阴部等)选用弱、中效 TCS;手掌和足底可选用中、强效 TCS;儿童首选弱、中效 TCS。建议患者在用药治疗后 1 ~ 2 周复诊一次,以便及时调整 TCS 的强度及使用频率。

急性期泛发性严重或顽固皮损推荐短期(通常 3 天,最多不超过 14 天)湿包治疗,可快速、有效地控制症状。该疗法特别适用于不宜系统用药的儿童患者,但要注意长期大面积使用 TCS 可能导致皮肤和系统的不良反应。

中重度或易复发特应性皮炎患者皮损控制后,应过渡到长期主动维持治疗(proactive treatment),即在易复发的原有皮损区每周 2 次外用 TCS 或钙调神经磷酸酶抑制剂,配合全身外用保湿润肤剂,能有效减少复发,减少外用糖皮质激素用量。

2. 外用钙调神经磷酸酶抑制剂(topical calcineurin inhibitors,TCI):TCI 是治疗特应性皮炎重要的非激素抗炎药膏,推荐用于面颈部、褶皱部位及乳房、肛门、外生殖器部位，可控制炎症与瘙痒症状，可用于主动维持治疗，减少复发。1% 吡美莫司乳膏多用于轻中度特应性皮炎，0.03%（儿童用）与 0.1%（成人用）的他克莫司软膏用于中重度特应性皮炎。TCI 长期使用不会引起皮肤屏障破坏、皮肤萎缩等不良反应。其主要不良反应为局部烧灼和刺激感，大部分患者可随用药时间延长而逐步消失；部分患者（特别是急性期时）不能耐受药物刺激反应，建议先用 TCS 控制急性症状后，再转换为 TCI 维持治疗。TCI 使用初期有局部灼热感、瘙痒、刺痛或红斑等不良反应，但通常较轻，连续使用可缓解。

3. 外用磷酸二酯酶 4（PDF-4）抑制剂：PDF-4 抑制剂也是一种非激素抗炎药膏，如克立硼罗软膏在国内已批准用于 2 岁及以上儿童和成人轻中度特应性皮炎患者。目前美国食品药品监督管理局已经补充批准其用于 3 个月至 2 岁轻中度特应性皮炎患者。

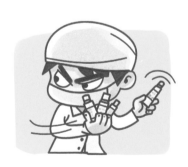

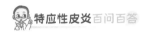

如何使用外用抗微生物制剂?

继发细菌感染出现脓液、脓疱、脓痂时,应先外用抗生素或其他抗菌制剂控制感染后,再使用抗炎制剂。

当皮肤出现糜烂、渗出、抓痕、结痂时,需警惕细菌感染的可能,尤其是金黄色葡萄球菌感染。推荐联合使用外用抗菌药物(如莫匹罗星软膏、夫西地酸乳膏、复方多粘菌素 B 软膏等)7~14 天。

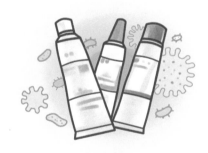

特应性皮炎外用止痒剂有哪些?

　　樟脑乳膏、薄荷脑软膏、5%多塞平乳膏等是针对瘙痒的外用药物，适合有瘙痒症状而炎症不明显的患者。

　　有助于控制特应性皮炎症状的药物都有助于止痒，包括保湿剂。特应性皮炎常用的外用药物有外用糖皮质激素、钙调神经磷酸酶抑制剂。其中外用糖皮质激素是特应性皮炎最常用外用药物，可以快速有效缓解轻度患者的瘙痒症状。钙调神经磷酸酶抑制剂也是治疗特应性皮炎的重要外用药物，主要用于面颈部、褶皱部位以及乳房、肛门、外生殖器部位，可用于控制炎症与瘙痒或用于主动维持治疗。

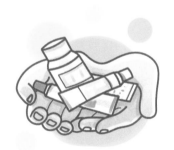

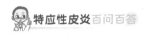

外用药需要用多久?

在特应性皮炎急性发作期,外用药应连续使用 2~6 周(每日 1~2 次)直至皮损得到控制或消退。为减少复发,一般推荐在皮损得到控制后,进行维持治疗。也就是在可见的湿疹样皮损消退后,仍进行外用药物的间歇性治疗,通常为每周 2 次。

维持治疗的时间应根据特应性皮炎的严重程度来确定,一般情况下,轻度特应性皮炎建议用药 3 个月,中度特应性皮炎建议至少用药 6 个月,重度特应性皮炎用药 9~12 个月。

最重要的是,在急性期治疗之后,要有一个比较长的维持治疗期。

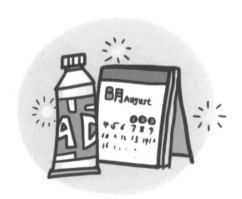

外用药疗效不好怎么办?

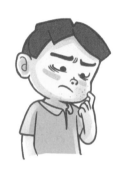

　　首先，要重新评估目前的病情。如果病情为中重度，单用外用药就不足以有效控制疾病，这种情况下要考虑系统药物治疗。

　　其次，要分析是否存在影响外用药物疗效的因素并进行相应的处理。①所选择的外用药物的抗炎强度是否足够，尤其患者存在顽固性或肥厚性皮损时，可以考虑更替为更强效的外用药物。②皮损是否合并了细菌或真菌等感染，可酌情加用抗微生物药进行治疗。③是否存在对外用药和／或基质的潜在致敏，可通过病史和／或皮肤斑贴试验进行验证并进行合理更换。

　　最后，还要注意患者对外用药的依从性是否好，是否遵医嘱用药。有些患者担心药物的不良反应（如激素恐惧等），有些患者由于时间仓促并没有使用或者足量使用外用药物，这些情况下应加强医患沟通及患者教育，提高患者的依从性。

外用糖皮质激素有多少种?

外用糖皮质激素是根据其作用强度分为超强效、强效、中效和弱效 4 类。一般来说，超强效和强效糖皮质激素适用于重度、肥厚性皮损，连续用药不应超过 2~3 周；中效糖皮质激素适合轻度及中度皮损，可以连续应用 4~6 周；弱效糖皮质激素适用于轻度及中度皮损，以及儿童皮肤、成人面部和皮肤薄嫩部位，可以短时较大面积使用，必要时可以长期使用。

外用糖皮质激素的分类

超强效	强效	中效	弱效
0.05% 丙酸氯倍他索凝胶、软膏、乳膏及泡沫剂	0.1% 哈西奈德乳膏、软膏及溶液	0.1% 糠酸莫米松乳膏和洗剂	0.05% 地奈德软膏、乳膏、凝胶、泡沫剂及洗剂
0.05% 醋酸二氟拉松软膏	0.1% 安西奈德软膏	0.1% 丁酸氢化可的松软膏、乳膏及洗剂	0.1% 戊酸倍他米松洗剂
0.1% 氟轻松乳膏	0.05% 二丙酸倍他米松凝胶及软膏	0.05% 丙酸氟替卡松乳膏	0.01% 氟轻松乳膏
	0.05% 丙酸氯倍他索溶液	0.1% 曲安奈德乳膏及软膏、洗剂	0.05% 氟轻松溶液
	0.025% 丙酸倍他米松软膏	0.1% 戊酸倍他米松泡沫剂	0.025% 曲安奈德乳膏及水剂
	0.25% 去羟米松软膏及乳膏	0.025% 氟轻松软膏及乳膏	0.5% 醋酸波尼松龙软膏
	0.05% 卤米松乳膏	0.2% 戊酸氢化可的松乳膏	0.05% 醋酸地塞米松软膏
	0.05% 二丙酸倍他米松乳膏或软膏	0.05% 二丙酸倍他米松洗剂	0.025% 醋酸氟氢可的松软膏
	0.1% 戊酸倍他米松乳膏	0.1% 戊酸倍他米松乳膏及洗剂	
	0.05% 醋酸氟轻松软膏、乳膏、凝胶及溶液	0.05% 丁酸氯倍他松软膏	
	0.1% 糠酸莫米松软膏		
	0.005% 丙酸氟替卡松软膏		

为什么外用糖皮质激素是
轻度特应性皮炎的一线治疗药物?

外用糖皮质激素治疗特应性皮炎已经有 60 多年的历史,是皮炎、湿疹类疾病治疗的里程碑,也是成人和儿童特应性皮炎抗炎治疗的主流方法,得到了各国特应性皮炎诊疗指南或共识的肯定,并得到了关于外用糖皮质激素剂型、强度共 110 余个随机对照试验研究的支撑。与其他非激素类抗炎药相比,外用糖皮质激素治疗轻、中度特应性皮炎疗效更好,起效更快。因此,从疗效、短期安全性和成本结果来看,外用糖皮质激素应作为治疗特应性皮炎的一线药物。

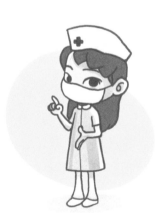

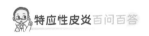

外用糖皮质激素治疗特应性皮炎的原则是什么?

应根据患者皮损的类型和严重程度、部位、病期及患者年龄选择不同剂型和强度的外用糖皮质激素制剂,以快速有效控制炎症、减轻临床症状、避免或减轻药物不良反应。

轻度、中度皮损建议选弱效和中效外用糖皮质激素;重度、顽固皮损建议选择强效外用糖皮质激素;肥厚性皮损选用外用糖皮质激素封包或湿包治疗。

儿童和老年人由于皮肤薄,大面积长期应用外用糖皮质激素容易产生系统不良反应,一般选择弱效外用糖皮质激素,慎用强效及超强效外用糖皮质激素。

面部、眼周、腋窝、腹股沟等部位皮肤薄,容易产生表皮萎缩、萎缩纹等,一般选择弱效外用糖皮质激素,禁用强效、含氟的外用糖皮质激素。

急性期皮损可选用足够强度的外用糖皮质激素,以求在数天内迅速控制炎症;炎症控制后逐渐过渡到中效、弱效外用糖皮质激素制剂或非激素制剂。

外用糖皮质激素治疗特应性皮炎的策略是什么?

外用糖皮质激素治疗特应性皮炎的策略如下。

1. 个体化选药：应根据患者的年龄、皮损性质、皮损部位及病情程度选择不同剂型和强度的外用糖皮质激素。

2. 一线药物：在特应性皮炎的急性期，外用糖皮质激素为一线治疗药物，以快速有效控制炎症，减轻症状。

3. 逐渐减药：炎症控制后，外用糖皮质激素要逐渐减药，或降低外用糖皮质激素强度，千万不要皮疹消退就立刻停药。

4. 维持治疗：在特应性皮炎缓解期，可用中效、弱效外用糖皮质激素或非激素抗炎药进行维持治疗；从连续外用改为间歇性外用时，须根据患者的病情决定。

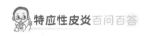

外用糖皮质激素应该如何选择和使用?

应根据患者的年龄、皮损性质、皮损部位及病情严重程度选择不同剂型和强度的糖皮质激素制剂。轻度、中度皮损建议选弱效或中效外用糖皮质激素;重度、顽固皮损建议选择强效外用糖皮质激素;肥厚性皮损选择外用糖皮质激素封包或湿包治疗。病情控制后逐渐减少外用糖皮质激素使用次数和用量。

在使用策略上,一般在起始治疗阶段先用足够强度的外用糖皮质激素类药物,使用 2~4 周皮损控制后,再换为强度低的外用糖皮质激素或非激素外用药物。在使用频次上,急性发作期原则上 2 次 / 日,炎症减轻后改为 1 次 / 日。在使用剂量上,可以采用指尖单位进行估算。在治疗时间上,躯干四肢部位一般不超过 4 周,面部和间擦部位不超过 2 周。在皮损得到控制后,应过渡到长期"主动维持治疗",并配合全身外用保湿润肤剂,以减少复发。

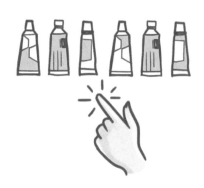

特应性皮炎患者停用外用糖皮质激素后，皮炎大面积暴发怎么办？

停用外用糖皮质激素后皮炎大面积暴发，可重启外用糖皮质激素的诱导治疗。

如果外用治疗效果不佳，可考虑系统药物治疗，包括口服传统免疫制剂、生物制剂和小分子靶向药物进行治疗。

为避免后续再次出现皮炎大面积暴发，应逐步降低外用糖皮质激素的强度、减少使用频次或与非激素外用药物交替使用，并在皮损得到控制后进行主动维持治疗。

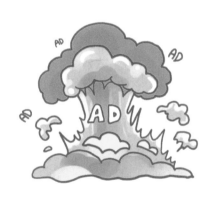

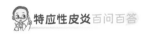
隐私部位可以涂外用糖皮质激素吗？

　　隐私部位，如腹股沟、乳房下等部位，由于皮肤较薄嫩、药物经皮吸收率较高，长期、大面积使用中效、强效外用糖皮质激素容易发生局部不良反应。因此，不建议在这些部位使用中效、强效外用糖皮质激素。可根据皮损类型、既往治疗反应等情况选用弱效外用糖皮质激素，并避免长时间、大面积使用，或选择非激素外用药物。

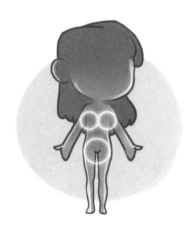

一抹外用糖皮质激素症状就好转，
一停就复发，怎么办？

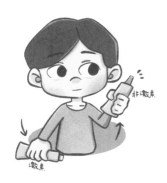

外用糖皮质激素在特应性皮炎的皮损治疗中起着非常重要的作用，而且起效非常快，是控制炎症最有效的药物。临床医生会根据患者的年龄、皮损部位、皮损性质及病情严重程度选择不同剂型和强度的糖皮质激素，以快速有效控制炎症，减轻症状。但是肉眼可见的皮损控制好了，特应性皮炎的炎症仍然存在。对于特应性皮炎患者，即使是正常部位的病理活检仍然可见炎症细胞的浸润。

糖皮质激素长期外用也会有长毛、皮肤萎缩等不良反应，因此，特应性皮炎症状缓解后往往是使用钙调神经磷酸酶抑制剂或磷酸二酯酶 4 抑制剂进行维持治疗，或外用糖皮质激素减量间歇治疗，从而减少停药复发的情况。

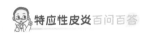

"外用激素药副作用大，不能用"是真的吗?

此种说法并不正确，外用糖皮质激素是特应性皮炎的一线治疗药物。在医生的指导下合理使用外用糖皮质激素类药物，既能发挥其最大功效，有效控制病情，又可使其不良反应（"副作用"）降到最低，甚至避免其发生。

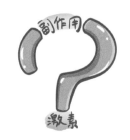

国外及国内特应性皮炎诊疗指南均将外用糖皮质激素推荐为特应性皮炎的一线治疗药物。特应性皮炎患者外用糖皮质激素可快速有效控制炎症，缓解病情，减轻症状。将炎症控制后可逐渐减少糖皮质激素的用量，过渡到钙调神经磷酸酶抑制剂或磷酸二酯酶 4 抑制剂等非激素类药膏，配合全身外用保湿润肤剂，这样既能快速有效减轻症状，又能有效减少复发，还能有效避免长期滥用糖皮质激素而造成的"副作用"。

一般外用药的吸收量只有使用量的 1%~2%，几乎不会被系统吸收，因此没有必要担心外用糖皮质激素的"副作用"。医生会根据患者的病情选择合适的种类、合适的疗程，科学合理地进行的药物调整。因此，所谓"外用激素副作用大，不能用"是不对的，只要按医生的医嘱用药，就不会发生或很少发生"副作用"。

外用糖皮质激素时应注意什么？

外用糖皮质激素具有强大的抗炎抗过敏作用，在特应性皮炎的治疗中，外用糖皮质激素是一线治疗药物。但外用糖皮质激素是一把"双刃剑"，在获得显著疗效的同时，使用不当便会出现一些不良反应，那我们应该注意什么呢？

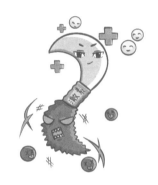

1. 外用糖皮质激素强度的选择。依据皮肤血管收缩试验等方法，外用糖皮质激素在临床上常分为超强效、强效、中效和弱效 4 级。超强效和强效外用糖皮质激素适用于重度、肥厚皮损；中效和弱效外用糖皮质激素适用于轻中度皮损；弱效外用糖皮质激素可用于面部及皮肤柔嫩部位。

2. 适用人群。超强效和强效外用糖皮质激素尽量不用于 <12 岁的儿童。妊娠期及哺乳期妇女慎用外用糖皮质激素，必须应用时，在取得患者同意后可以使用弱效、中效或软性外用糖皮质激素。婴幼儿、儿童及老年人一般选择弱效或软性外用糖皮质激素，除非临床特别需要或药品特别说明，慎用强效及超强效外用糖皮质激素。

3. 外用糖皮质激素使用时间和频次选择。外用糖皮质激素一般每天外涂 1~2 次。超强效和强效外用糖皮质激素连续用药不应超过 2~3 周。中效外用糖皮质激素可以连续应用 4~6 周，<12 岁的儿童连续使用尽量不超过 2 周。

4.外用糖皮质激素用量选择。每指尖单位约 0.5 克药膏，可以供双侧手掌均匀涂抹一遍。特应性皮炎外用糖皮质激素维持治疗一般婴幼儿每月不超过 15 克、儿童不超过 30 克，青年及成年人 60~90 克相对是安全的。

了解外用糖皮质激素适应证和禁忌证，合理规范使用，如有不良反应，请暂停使用并咨询专业医师。

非激素的外用药有哪些？

非激素外用药也是特应性皮炎外用治疗的重要手段，推荐用于面颈部、褶皱部位及乳房、肛门、外生殖器部位，可控制皮炎与瘙痒症状。这类药在主动维持治疗阶段有重要作用，有助于减少复发。

钙调神经磷酸酶抑制剂是疗效肯定的非激素外用药物，其中0.03%（儿童用）与0.1%（成人用）他克莫司软膏适用于中度、重度特应性皮炎患者，1%吡美莫司乳膏适用于2岁及以上轻度、中度患者。克立硼罗软膏是一种外用磷酸二酯酶4抑制剂，国内已批准用于2岁及以上儿童和成人轻度、中度特应性皮炎患者，美国食品药品监督管理局已经补充批准其用于3个月至2岁轻度、中度特应性皮炎患者。

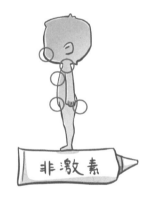

目前，有不少新的外用非激素药物正在研发中。

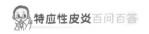

他克莫司、吡美莫司可以治疗
特应性皮炎吗?

他克莫司、吡美莫司外用制剂常用于治疗特应性皮炎。

特应性皮炎的发生与 T 细胞活化和多种炎症因子相关。他克莫司、吡美莫司是钙调神经磷酸酶抑制剂，通过与胞质受体 macrophilin-12（也称 FKBP）结合，可抑制促炎细胞因子的合成。钙调神经磷酸酶抑制剂还通过下调钙调神经磷酸酶的活性、抑制肥大细胞和中性粒细胞的活化而发挥免疫抑制作用。他克莫司还可降低嗜碱性粒细胞和嗜酸性粒细胞的功能并诱导朗格汉斯细胞凋亡。

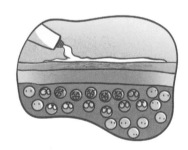

他克莫司、吡美莫司主要用于治疗
哪些特应性皮炎？

　　他克莫司、吡美莫司是钙调神经磷酸酶抑制剂类药。钙调神经磷酸酶抑制剂特别适用于全身特应性皮炎的长期治疗，并且首选用于皮肤皱褶部位和某些敏感区域，如面部、乳房下及肛门、生殖器区域。

　　他克莫司适用于中度、重度特应性皮炎，可预防疾病发作并延长患者的无发作时间间隔。

　　吡美莫司适用于轻度或中度特应性皮炎，可长期间歇使用，以预防特应性皮炎的复发。

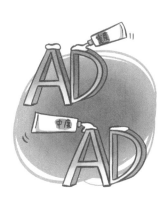

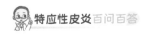

使用他克莫司、吡美莫司应注意什么?

外用他克莫司、吡美莫司最常见的不良反应是局部治疗的初始几日在用药部位会出现短暂的烧灼感,发生率为 46%~58%,通常为轻度至中度烧灼感。但在 1 周内这种不适感可消退。

在涂药前将药膏管置于冰箱的冷藏室放置 15~20 分钟,可明显减少使用时的烧灼感,并使大多数不耐受的患者能接受该药。但不能长期冷却药膏管,因为这会使药物变黏稠而难以挤出。

尽管有研究表明钙调神经磷酸酶抑制剂的使用与患淋巴瘤之间存在关联,但由于淋巴瘤的绝对风险较低,任何个体因使用钙调神经磷酸酶抑制剂导致淋巴瘤潜在风险增加的可能性非常小。在获得进一步的证据之前,建议使用钙调神经磷酸酶抑制剂的患者做好充分的紫外线防护,包括最大限度避免日晒,使用防晒霜和适当的衣物防晒。

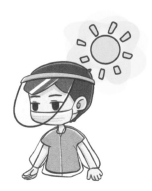

克立硼罗可用于治疗哪些特应性皮炎？

克立硼罗是一种非甾体磷酸二酯酶 4 抑制剂，通过调节特应性皮炎患者皮肤中过度活化的磷酸二酯酶 4 的产生而发挥抗炎作用。

在我国，克立硼罗可用于 2 岁以上轻至中度特应性皮炎患者的局部治疗。2020 年，美国食品药品监督管理局批准将其适应证扩展为 3 月龄及以上的儿童和成人轻度至中度特应性皮炎的局部治疗。

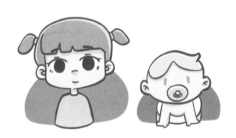

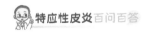

什么是湿包治疗？

湿包治疗（wet-wrap treatment，WWT）通常是指在外用药物及润肤的基础上，使用内层湿纱布、外层管状绷带包裹的一种治疗模式。湿包治疗常用于急性期泛发性、严重或顽固的特应性皮炎皮损，可快速缓解疾病的症状，是一种有效且相对安全的治疗方法。湿包治疗的外用药物通常为外用糖皮质激素、经稀释的润肤剂或原浓度润肤剂。患者皮损处或全身涂药后，将纱布于温热的水中浸湿并覆盖于皮损部位，外层再包裹干的弹性绷带、患者干净的袜子或衣物。

在治疗过程中，内层纱布每 2~4 小时重新打湿，夜间停止湿包治疗。总疗程一般为 3~5 天，最长不超过 14 天。在居家治疗中，也可采用舒适的棉质内衣来替代纱布，使治疗更加经济、方便。湿包治疗过程中需要注意保持环境温度，避免发生低体温，同时要充分告知患者及其家属，使其了解疾病的正确护理方式和生活方式。

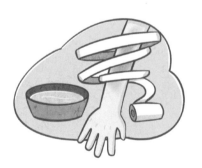

特应性皮炎的系统治疗是什么?

特应性皮炎的治疗包括基础治疗、局部治疗、系统治疗、紫外线疗法等。

系统治疗是指药物通过口服或注射等途径进入人体,发挥全身性的治疗作用,来控制皮肤炎症、减轻症状、预防发作和改善生活质量。

特应性皮炎的系统治疗药物分为三大类。

1.传统药物:糖皮质激素、抗组胺药、免疫抑制剂等。

2.小分子药物:磷酸二酯酶4抑制剂、酪氨酸激酶抑制剂和JAK抑制剂。

3.生物制剂:包括抗CD31受体、抗白介素22、抗白介素4Rα、抗白介素31、抗白介素13、抗白介素12/23p40、抗OX40、抗TSLP、抗CRTH2和IgE单克隆抗体。

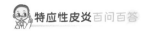

外用药控制不了病情时，
如何选择系统治疗？

《中国特应性皮炎诊疗指南（2020）》对特应性皮炎治疗给出了明确指导意见，对于系统治疗药物的选择建议如下。

1. 口服抗组胺药物：用于特应性皮炎瘙痒的辅助治疗。特应性皮炎瘙痒以非组胺依赖途径为主，因此抗组胺药物对特应性皮炎瘙痒缓解有限，但对于伴有荨麻疹、过敏性鼻炎等过敏并发症的患者比较适宜，推荐使用第二代非镇静抗组胺药。

2. 免疫抑制剂：适用于重度特应性皮炎且常规疗法不易控制的患者，使用时间多需 6 个月以上。应用免疫抑制剂时必须注意适应证和禁忌证，并且应密切监测不良反应。

3. 系统应用糖皮质激素：原则上尽量不用或少用。对于病情严重、其他药物难以控制的急性发作期患者可短期应用，病情好转后及时减量停药。对于较顽固病例，可先用糖皮质激素治疗，之后逐渐过渡到免疫抑制剂或紫外线疗法。避免长期系统应用糖皮质激素，以防止或减少不良反应的发生。

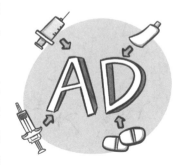

4. 生物制剂：度普利尤单抗（Dupilumab）是白介素 R α 亚基全人源单克隆抗体，可阻断白介素 4 和白介素 13 的生物学作用。我国批准

其用于 6 岁及以上儿童和成人中度、重度特应性皮炎，具有较好的临床疗效和安全性。不良反应有结膜炎和注射部位反应。

　　5.JAK 抑制剂：其通过阻断多个参与特应性皮炎免疫应答的细胞因子信号传递来抑制免疫炎症反应。系统应用的 JAK 抑制剂在 3 期临床试验中表现出优于生物制剂的临床疗效，不良反应主要包括痤疮、鼻咽炎和上呼吸道感染。我国批准其适用于传统药物、生物制剂控制不佳或不适宜使用传统药物、生物制剂的难治性、中重度特应性皮炎患者。

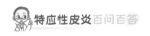

抗组胺药都有哪些种类？

抗组胺药指通过与组胺受体结合而拮抗组胺病理作用的药物，即组胺受体拮抗剂。目前已证明有4种组胺受体，其中H_1受体激活可引起瘙痒、毛细血管扩张和通透性增高，临床表现为典型的I型变态反应。

皮肤科中常用的抗组胺药多指组胺H_1受体拮抗剂，目前共有两代。

一代抗组胺药，如氯苯那敏、苯海拉明、异丙嗪等，可减轻过敏症状，但易透过血-脑屏障，引起嗜睡、乏力等不良反应，又称为镇静性抗组胺药。

二代抗组胺药，包括西替利嗪、氯雷他定、左西替利嗪、枸地氯雷他定、依巴斯汀、奥洛他定、卢帕他定、苯磺贝他斯汀等，中枢抑制较第一代明显减轻，又称为非镇静性或低镇静性抗组胺药。

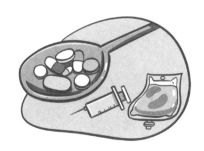

什么情况下使用抗组胺药?

治疗组胺参与的炎症和瘙痒是抗组胺药的主要作用范围。特应性皮炎的瘙痒机制复杂，涉及多种致痒介质，包括组胺、神经肽、细胞因子等。口服抗组胺药对特应性皮炎的瘙痒缓解效果不确切，仅用于经保湿及外用糖皮质激素等抗炎药物治疗不能控制症状的患者的辅助治疗。

对于伴有荨麻疹、过敏性鼻炎等过敏并发症的患者，以及瘙痒明显或伴有睡眠障碍的患者，推荐使用抗组胺药治疗。

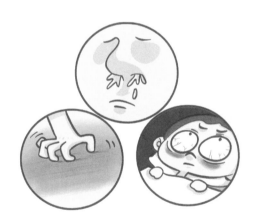

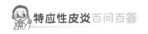

如何选择抗组胺药?

　　特应性皮炎治疗大多需要长期用药,推荐使用第二代非镇静抗组胺药进行治疗。一代抗组胺药可短期用于瘙痒明显或伴有睡眠障碍的患者,司机等需保持高度警觉的患者、青光眼患者、老年人及前列腺肥大者慎用。美国食品药品监督管理局将氯雷他定、西替利嗪、左西替利嗪、阿伐斯汀、苯海拉明及氯苯那敏归于 B 类,妊娠期及哺乳期妇女可以酌情使用。儿童首选很少或无镇静作用的二代抗组胺药;一代抗组胺药,如氯苯那敏或苯海拉明,无年龄限定,充分评估风险后可在儿童中使用,但应注意不良反应。

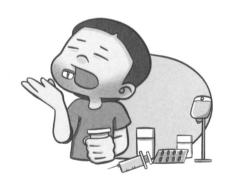

什么是免疫抑制剂?

免疫抑制剂是一类对机体的免疫反应具有抑制作用的药物，能抑制与免疫反应有关细胞的增殖和功能，可用于治疗红斑狼疮、皮肌炎、天疱疮、重症银屑病和特应性皮炎等。

皮肤科中常用的免疫抑制剂有：大环内酯类（代表药品为环孢素、他克莫司等）；抗代谢药（代表药品为硫唑嘌呤、甲氨蝶呤和麦考酚酯等）；细胞毒性药（代表药品为环磷酰胺等）。

此外，糖皮质激素药物也有很强的免疫抑制作用。中草药雷公藤也有免疫抑制作用。

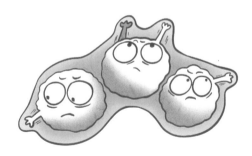

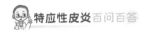

免疫抑制剂要用多久?

免疫抑制剂适用于重度特应性皮炎且常规疗法不易控制的患者。常用的免疫抑制剂包括环孢素、甲氨蝶呤、硫唑嘌呤、吗替麦考酚酯。免疫抑制剂大多需8～12周起效,使用时间多需6个月以上。环孢素起效速度相对较快,大约2周,一般使用时长为3～6个月,总疗程建议不超过2年。由于免疫抑制剂的潜在不良反应较多,因此应根据患者病情个体化调整用药剂量,尽可能使用能控制皮炎的最低剂量,并且使用期间应密切监测不良反应,若出现骨髓抑制、肝肾毒性等情况,应立即停药。

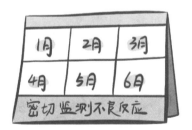

免疫抑制剂有什么不良反应？

不同种类的免疫抑制剂导致的不良反应各不相同。

环孢素的常见不良反应有胃肠道症状、头痛、牙龈增生，长期使用可能会产生肾毒性和高血压。

恶心、呕吐等胃肠道症状是硫唑嘌呤的常见不良反应，其他不良反应包括头痛、转氨酶升高和骨髓抑制。

甲氨蝶呤的不良反应有白细胞降低、胃肠道反应、转氨酶升高、致畸等。

吗替麦考酚酯耐受性良好，胃肠道反应最为常见，血液和泌尿系统不良反应较少，但具有致畸作用，需至少停药 6 周后才可备孕。

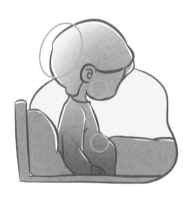

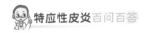

近年有新的止痒效果好的药物吗？

特应性皮炎患者的瘙痒常严重影响患者的生活质量。润肤剂、抗组胺药、外用抗炎药物、系统性抗炎药、生物制剂、紫外线疗法等对缓解瘙痒效果良好，但仍有部分患者的瘙痒顽固，难以消除或短时间内迅速控制。

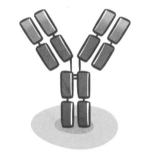

为减轻、消除瘙痒对特应性皮炎患者造成的痛苦，止痒的治疗方法和药物一直在不断探索和研究中。近两年在临床使用有效的、在我国上市的止痒药有前文所述的度普利尤单抗和 JAK 抑制剂等。临床使用表明，注射度普利尤单抗后可快速止痒，通常第 2 天即可改善瘙痒。治疗三四个月后，平均瘙痒程度可降低一半，无论儿童、青少年和成人均有效。

JAK1 抑制剂止痒效果也不错，起效也较快。

研究还发现，白介素 31 也参与了特应性皮炎瘙痒的形成，一种新的有止痒作用的生物制剂白介素 31 受体拮抗剂已在日本上市，希望不久的将来在我国上市。

如何控制特应性皮炎的瘙痒?

特应性皮炎的瘙痒是属于慢性瘙痒,因此需要长期治疗。

一般对于轻度或局部特应性皮炎的瘙痒症状可采用外用药物或湿包治疗来控制,外用药物如外用糖皮质激素、外用钙调神经磷酸酶抑制剂等非激素药物,以及外用磷酸二酯酶 4 抑制剂及外用 JAK 抑制剂等。

对于重度或泛发性瘙痒,在外用药物不能控制的情况下,可考虑系统治疗,如皮下注射度普利尤单抗、白介素 13 单抗、白介素 31 受体单抗等生物制剂,或口服 JAK 抑制剂(阿布昔替尼、乌帕替尼),也可短期应用糖皮质激素(非外用)、传统免疫抑制剂(环孢素等)。对于少数合并焦虑及严重睡眠障碍的患者,还可试用加巴喷丁、普瑞巴林及抗焦虑、抑郁药物。对于有搔抓习惯的患者,应给予相应的心理辅导,纠正不良习惯。

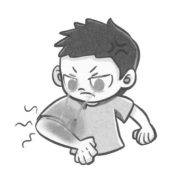

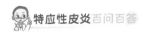

如何治疗特应性皮炎的顽固性瘙痒、夜间瘙痒？

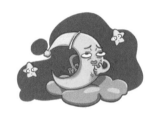

特应性皮炎的瘙痒不同于短期的急性瘙痒，常出现对传统药物（如抗组胺药物及外用糖皮质激素）治疗反应不佳或耐药的情况。这种情况被视为顽固性瘙痒。

特应性皮炎顽固性瘙痒，尤其夜间剧烈瘙痒的治疗较为棘手。一方面因为既往常用的紫外线疗法和免疫抑制剂治疗不方便且潜在的不良反应较多；另一方面因为紫外线疗法和免疫抑制剂治疗需要长期应用，大多数患者难以规范依从，因而往往不能有效控制瘙痒。

幸运的是，最近几年出现了新的较为安全的药物，如度普利尤单抗和AJK抑制剂，临床试验研究和实际应用均已证实这些药物的止痒有效性和快速起效的特点。因此，这些新药的合理应用有望改变目前治疗顽固性瘙痒、夜间瘙痒的困境。

夜间瘙痒会严重影响睡眠，并引发双向交流及正反馈相互加重，因此，对于夜间瘙痒，有时还需借助调节睡眠障碍的药物和抗焦虑、抑郁的药物，辅助控制夜间严重性瘙痒，或依据节律性的时间治疗方法（如调整抗炎药物的用药时间）控制瘙痒。

度普利尤单抗是什么?

度普利尤单抗是一种针对白介素 4 受体的单克隆抗体,白介素 4 和白介素 13 是促进特应性皮炎发生发展的关键细胞因子,而度普利尤单抗可以准确识别并阻断白介素 4 和白介素 13 的炎症信号,从而达到治疗特应性皮炎的目的。它是一种免疫调节剂,而不是免疫抑制剂。

靶向药物的能力就像钥匙和锁,度普利尤单抗(钥匙)只对形状符合的细胞因子(锁)产生作用,不影响其他细胞因子的功能,具有精准、快速、安全和便捷的特点。

度普利尤单抗可用于儿童及成人中度至重度特应性皮炎,每 2 周注射一次。

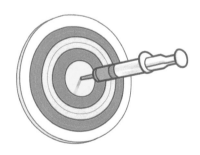

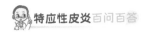
度普利尤单抗疗效怎么样？

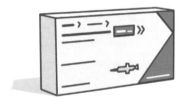

多项大型研究均表明，度普利尤单抗可以快速持续地改善特应性皮炎皮疹和瘙痒。

1. 缓解瘙痒：度普利尤单抗缓解瘙痒的疗效因人而异，但总体来说，瘙痒比皮损缓解得更快。部分成人用药第 2 天即可明显改善瘙痒，用药三四个月后，平均瘙痒程度可降低一半甚至更多。青少年和儿童使用度普利尤单抗同样可以快速、明显缓解瘙痒。长期坚持治疗可以持续提高疗效，甚至可使瘙痒消失。

2. 改善皮损：大部分患者治疗 4~6 周皮损明显得到改善。研究数据显示，度普利尤单抗治疗 16 周，超过 50% 的患者皮损可消退 75% 以上；超过 1/3 的患者消退可达 90% 以上，或达到几乎没有皮损。如同时外用糖皮质激素的话，70% 患者在 16 周时皮损可消退 75% 以上。其对青少年和儿童也同样有良好的效果。90% 以上的患者在长期治疗后皮损消退 75% 以上。

3. 提高生活质量：度普利尤单抗对瘙痒和皮损的明显改善，大大提高了患者的生活质量。很多患者在治疗后表示可以安稳地睡个好觉了，可以回归正常的学习和工作中去了。

度普利尤单抗怎么使用?

度普利尤单抗通过皮下注射给药,每支有 300 毫克和 200 毫克两种规格。用法用量参考下方表格,以医生开具的处方为准。

度普利尤单抗用法用量

使用者		首次注射	后续注射
成人患者		600 mg	300 mg,每 2 周 1 次
	体重 ≥ 60 kg	600 mg	300 mg,每 2 周 1 次
6~17 岁儿童患者	体重 ≥ 30 kg,< 60 kg	400 mg	200 mg,每 2 周 1 次
	体重 ≥ 15 kg,< 30 kg	600 mg	300 mg,每 4 周 1 次

药品储存:需连同包装盒一起,放在冰箱的冷藏层(2~8 ℃),不能冷冻。使用前将药品从冰箱中取出,在室温下(< 25 ℃)放置至少 30 分钟后再注射,有助于减少注射部位反应。药品拿出后,在室温(< 25 ℃)储存不能超过 14 天,并且不能再放回冰箱中储存,应尽快使用。如果在 14 天之内没有使用或者储存温度超过 25 ℃,不能再用。

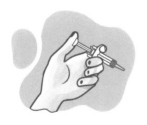

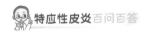

度普利尤单抗有什么不良反应?

度普利尤单抗是全人源的单抗,因此安全性好,不良反应发生率低,大多数不良反应属于轻中度。

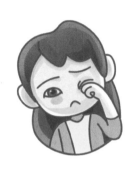

度普利尤单抗最常见的不良反应是注射部位反应和结膜炎等,发生率均不到10%。其大部分不良反应都能自行缓解,不需要特别处理,一般不影响治疗。

面部红斑也是度普利尤单抗治疗期间可能出现的不良反应。但面部红斑的出现可能与使用度普利尤单抗有关,也可能与治疗过程中接触的一些易引起过敏的物质或刺激性物质有关,如洗涤剂、花粉、粉尘等,因此平时需要注意避免接触这些过敏原和刺激因素。度普利尤单抗治疗期间如出现面部红斑,可联合局部外用中效糖皮质激素药膏或钙调神经磷酸酶抑制剂,如仍不能控制,建议咨询皮肤科医生。

度普利尤单抗如果用了 2 周还未起效怎么办？

大部分患者在用药之后快速显效，一两天内瘙痒就会减轻，一周内皮疹开始减轻。部分起效慢的患者也能在三四个月后明显改善。用药 2 周还未见效的情况很少见，若出现请到皮肤科就诊。

许多患者在三四个月之后坚持度普利尤单抗治疗，可以进一步提高疗效，而一些原来效果不明显的患者也在持续治疗中逐渐见效。国外的研究数据显示，度普利尤单抗坚持使用 4 年之后，皮损严重程度平均降低超过 90%，瘙痒严重程度降低约 70%，不仅症状缓解，长期治疗还降低了特应性皮炎的复发次数，减少了外用药物的使用量。

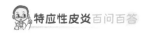

度普利尤单抗可以长期使用吗?

度普利尤单抗可以长期使用。

国内外研究表明,12~16 周是评价度普利尤单抗疗效的重要节点,因此建议患者至少用药 12~16 周。疗效好的患者,随着治疗的继续,皮疹和瘙痒可进一步好转。一般来说,病情越重的患者,治疗时间要越长,才能更好地长期控制病情。如果标准治疗结束后仍然没有明显疗效,可以和医生讨论后续治疗方案。

特应性皮炎是一种慢性复发性疾病,目前尚不能完全治愈。在急性期症状缓解以后,建议进行较长时间的维持治疗,尽可能地减少疾病复发。长期使用度普利尤单抗可以持续改善特应性皮炎的症状,减少复发,提高生活质量。国外的研究数据显示,度普利尤单抗坚持使用 4 年之后,疗效更好,复发更少。

此外,在使用度普利尤单抗时,也应当继续进行保湿润肤等基础治疗。

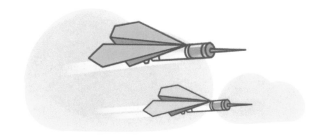

错过度普利尤单抗的注射时间怎么办?

度普利尤单抗的标准用法是每 2 周注射 1 次。错过注射时间 3~5 天一般没有关系,超过 1 周也可视情况而定。如果没有皮疹也没有瘙痒,可维持原来的间隔;如发生皮肤瘙痒或起小片皮疹,可补充注射 1 次,之后按补充注射后的间隔进行下一次注射。

如果您是每 4 周注射 1 次,错过注射后 7 天内可以补充注射 1 次,再按原计划注射。如果 7 天内没有补充用药,那么从你记得的最近一次注射开始,按每 4 周 1 次的频率重新计算注射日期。

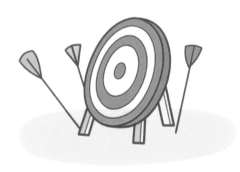

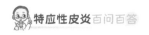

度普利尤单抗治疗期间怀孕了，还能继续治疗吗？

在目前针对妊娠期患者的研究中，还未见度普利尤单抗相关的重大出生缺陷、流产或给母婴带来的异常。但不建议在怀孕期间开始使用度普利尤单抗。

如果在度普利尤单抗使用期间意外怀孕，患者应当与医生进行认真讨论，只有当用药的潜在获益大于对妊娠和胎儿的潜在风险时，才可以继续使用度普利尤单抗。

建议用药患者发现怀孕后尽快去咨询医生，医生会为患者做整体评估，并与患者讨论进一步措施，制订对大人和胎儿有利的治疗方案。

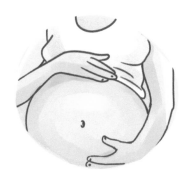

备孕期间能否使用度普利尤单抗?

建议特应性皮炎患者在备孕前就咨询医生，选择合适的方案积极治疗，将皮炎控制到最佳状态再备孕，减少备孕期和妊娠期用药，从而降低用药相关的母婴风险。

在目前妊娠期患者的研究中，没有发现度普利尤单抗相关的重大出生缺陷、流产或不良母婴结局。如果有治疗需求，一定要与医生讨论，进行风险-获益评估，由医生指导并共同决定是否使用度普利尤单抗。

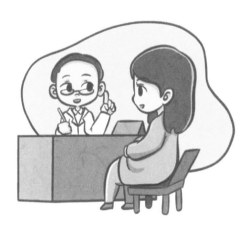

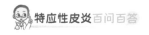

为什么说生物制剂是中重度特应性皮炎更好的系统治疗方式?

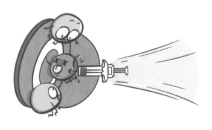

随着医学科学技术的进步,针对特定靶点进行生物治疗已成为多种疾病的重要治疗手段。

生物制剂在炎症、过敏、自身免疫和肿瘤等疾病的治疗方面的效果值得肯定。与传统的系统治疗方式相比,生物制剂具有如下优点。

1. 特异性高:生物制剂能特异性针对疾病致病因子,靶向拮抗,实现"精准打击",避免传统药物的"大包围",减少对正常组织器官的损坏。

2. 起效快,疗效好:生物制剂通常使用第 2 天即可有效改善瘙痒,4~6 周后对瘙痒及皮损可以较好地改善,疗效确切,长期效果稳定。而传统的口服药物,如甲氨蝶呤、吗替麦考酚酯、环孢素、硫唑嘌呤,往往需数周或数月才开始起效,达到同样皮损清除率的时间较生物制剂长。

3. 不良反应少,安全性高:传统口服药物治疗往往存在如肝肾毒性、神经毒性、骨髓抑制、生殖毒性和代谢紊乱等不良反应;而生物制剂的不良反应相对轻微,如度普利尤单抗。常见不良反应有感染(上呼吸道感染、鼻咽炎、结膜炎等）、注射部位反应（红斑、出血、瘙痒、肿痛）、头痛、腹痛等，严重不良反应少见。

4. 治疗便捷：生物制剂如度普利尤单抗，每2周使用1次，避免了传统药物需每日服用的不便，且目前大多数生物制剂已纳入医保，减少了患者一定的经济负担。

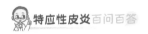

使用 JAK 抑制剂应注意什么?

目前国内批准了两种口服 JAK 抑制剂——乌帕替尼和阿布昔替尼,可用于中重度特应性皮炎的治疗。乌帕替尼适用于 ≥ 12 岁的青少年和成人,阿布昔替尼仅用于成人。

JAK 抑制剂在特应性皮炎的系统治疗中属于二线药物,当一线治疗效果不佳或无法使用时,可在医生指导下使用乌帕替尼或阿布昔替尼。

研究显示,口服 JAK 抑制剂治疗特应性皮炎的不良事件以轻中度为主,包括痤疮、恶心、头痛、上呼吸道感染、疱疹病毒感染等。

对于此类药物,医生在开处方前应与患者充分沟通,也须在用药前和用药中进行必要的筛查和复查。

新型生物制剂、JAK 抑制剂如何选择？

度普利尤单抗可以阻断白介素 4 和白介素 13 的炎症信号，具有精准靶向特点。

研究证明，度普利尤单抗可大幅缓解特应性皮炎的皮损和瘙痒，无论是儿童、青少年还是成人，均有一致的疗效，长期使用可以持续改善症状，并且不良反应发生率低。《中国特应性皮炎诊疗指南（2020版）》认为度普利尤单抗配合外用药物及保湿剂可用于长期维持治疗。2022 年度《度普利尤单抗治疗特应性皮炎专家共识》推荐使用度普利尤单抗治疗 6 岁及以上儿童、青少年及成人中重度特应性皮炎。

JAK 抑制剂是一种小分子靶向药物，可以阻断多种参与免疫应答的炎症因子信号传递，口服 JAK 抑制剂也显示出良好疗效。阿布昔替尼和乌帕替尼为口服选择性 JAK1 抑制剂，在中国被批准用于特应性皮炎系统治疗效果不佳或者不适用的患者。也就是说，JAK 抑制剂属于二线治疗，其中乌帕替尼适用于 12 岁及以上青少年和成人，阿布昔替尼适用于成人。这类药在使用前和治疗过程中需要监测血常规及病毒性肝炎、结核病、心血管疾病、肿瘤等相关指标。度普利尤单抗治疗效果不佳的患者可以尝试使用 JAK 抑制剂。

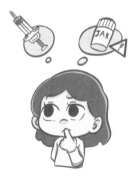

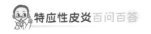

生物制剂和 JAK 抑制剂可以一起用吗?

　　根据临床用药原则，不建议将 JAK 抑制剂与生物制剂或其他免疫抑制剂联合使用。目前，没有研究将两种药物联合使用，考虑到两种药物对免疫系统均有一定影响，联合使用的安全性尚不明确，患者可以先使用生物制剂治疗，如果疗效不佳，可以停药后尝试改用 JAK 抑制剂。

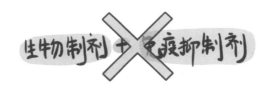

紫外线照射也能治疗特应性皮炎？

　　紫外线疗法是一种可以用于治疗特应性皮炎的有效方法。紫外线是指波长在 10~400 纳米范围的一类光线，按照波长长短又可将其进一步分为长波紫外线（ UVA ）、中波紫外线（ UVB ）、短波紫外线（ UVC ）、超短波紫外线（ EUV ），不同波长的紫外线对皮肤的影响不同。

　　特定波长范围的紫外线照射可以有效治疗特应性皮炎，主要用于中重度成人特应性皮炎患者的慢性期、较肥厚的皮疹，有助于控制瘙痒、维持疗效。临床上可选用窄谱中波紫外线（ NB-UVB ）及中大剂量 UVA1 进行照射治疗，其中，UVA1 照射还可用于控制急性期症状，

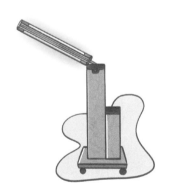

NB-UVB 则不宜用于急性发作期的患者。光疗后应使用保湿润肤剂，还可酌情配合外用糖皮质激素治疗，但不宜联合使用钙调神经磷酸酶抑制剂。根据《中国特应性皮炎诊疗指南（2020版）》，12 岁以下患儿应避免使用全身紫外线疗法。

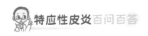

什么情况下需要抗微生物治疗？

特应性皮炎患者只有出现明显的细菌或病毒感染症状时，才需要抗微生物治疗。特应性皮炎急性发作期皮肤出现水疱、糜烂、渗出，皮损部位易发生细菌感染，表现为局部皮肤红肿、脓液渗出等，此时需要短期使用抗微生物药物治疗，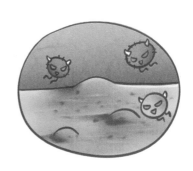以消灭感染、控制症状。医生将根据具体病情选择外用、口服或注射等给药途径进行抗微生物治疗，也就是老百姓常说的"杀菌消炎"。

有的特应性皮炎患者皮炎部位会发生特定的病毒（如单纯疱疹病毒、牛痘病毒、柯萨奇病毒）感染，导致皮炎部位起大量水疱（水疱顶部常有脐窝状凹陷），伴有发热、畏寒、食欲不振等全身不适症状。这种病症称为疱疹性湿疹或 Kaposi 水痘样疹，具有传染性，应及时抗病毒治疗。

此外，有一类特应性皮炎患者的皮炎好发于头颈部位，其发病机制可能与皮肤马拉色菌感染有关，可考虑外用或系统性使用唑类抗真菌药。

抗微生物治疗都需要遵医嘱进行，患者不可私自用药。

孕期特应性皮炎通常如何治疗？

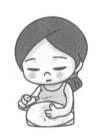

孕期特应性皮炎的治疗可采用阶梯方法。首选使用润肤剂，必要时可采用湿包治疗；基础保湿疗效欠佳时可局部使用外用糖皮质激素，中效、强效外用糖皮质激素可作为孕期的一线治疗，但应避免选择含氟的糖皮质激素，如丙酸氟替卡松。钙调神经磷酸酶抑制剂分子量较大，一般较难通过胎盘被吸收，可选择性地使用在面部、肘窝等皮肤薄嫩部位。如果局部治疗仍较难控制病情，紫外线疗法可作为更进一步的治疗方案。接受紫外线治疗的孕妇应每天接受标准剂量的叶酸（0.5~0.8 毫克 / 天），应至少每 3 个月测量一次血清叶酸水平。

如保湿剂、局部治疗及紫外线疗法均难以控制病情，则必须升级为系统治疗。

抗组胺药在怀孕期间被广泛用于各种适应证，首选安全等级较高的第二代口服抗组胺药，如西替利嗪和氯雷他定；第一代抗组胺药则首选氯苯那敏。

系统治疗中的糖皮质激素只能作为控制急性发作期的短期用药，且首选用药应为泼尼松或甲泼尼龙。

免疫抑制剂中，环孢素可作为首选的系统治疗药物。甲氨蝶呤、吗替麦考酚酯等，无论是在备孕期还是孕期均为禁忌用药。

新药如 JAK 抑制剂、度普利尤单抗等在孕期的使用均缺乏安全性证据，暂不推荐作为孕期的首选药物。

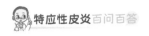

治疗儿童特应性皮炎的药物主要有哪些？

治疗儿童特应性皮炎的药物包括保湿润肤剂（基础治疗使用）、外用抗炎药物和系统抗炎药物。

目前常用于特应性皮炎患儿的外用药物包括外用糖皮质激素、外用钙调神经磷酸酶抑制剂、外用磷酸二酯酶 4 抑制剂、外用抗微生物制剂等。对于部分皮疹面积较大、较重的患儿也常常使用湿包疗法。目前局部外用糖皮质激素为特应性皮炎的一线药物，临床上应根据患儿病情进行合理选择。外用钙调神经磷酸酶抑制剂、磷酸二酯酶 4 抑制剂适用于面部、皮肤皱褶部位和维持治疗。

对于外用药不能控制的反复难治性、中重度特应性皮炎患儿，可酌情选择系统抗炎治疗，如短期系统应用糖皮质激素（儿童应用时应慎重选择和反复评估）、服用免疫抑制剂（环孢素、甲氨蝶呤等免疫抑制剂儿童慎用）、注射度普利尤单抗等。其他药物，如抗组胺药可用于特应性皮炎瘙痒的辅助治疗；对于继发感染的特应性皮炎患儿，可能需抗生素或抗病毒药物对症治疗。

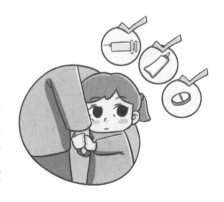

使用外用糖皮质激素，会影响
孩子发育吗？

　　糖皮质激素医学上又称肾上腺皮质激素，并非生长激素。家长们担心的"激素影响孩子生长发育"等，通常是患儿长期口服或者静脉给予超生理剂量糖皮质激素时才有可能发生。

　　外用糖皮质激素是目前国内外特应性皮炎治疗指南中推荐的一线外用抗炎药物，不良反应以局部为主，如局部皮肤萎缩、毛细血管扩张、

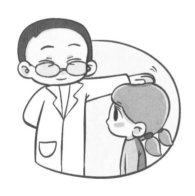

色素沉着、伤口愈合延迟、毛发增粗、痤疮、毛囊炎等。这些局部不良反应与长时间、大面积使用药物及外用糖皮质激素效能选择不合适有关。因此，外用糖皮质激素应当在医生指导下使用。规范合理的使用外用糖皮质激素通常可以在治疗特应性皮炎的同时规避不良反应的发生。

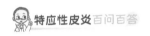

益生菌在治疗特定性皮炎中有什么作用?

研究认为，皮肤及肠道微生物参与特应性皮炎的发生与发展。纠正微生物群的异常，恢复微生物的稳态是特应性皮炎治疗的新手段。益生菌是指促进菌群平衡的活性微生物，具有调节免疫、抗氧化及抗菌作用。

研究发现，外用益生菌可减少金黄色葡萄球菌等细菌的异常定植，恢复菌群多样性和皮肤屏障功能，减轻特应性皮炎临床症状。一项荟萃分析显示，在妊娠后期口服益生菌，可以降低婴儿特应性皮炎的发病风险。此外，临床研究表明，口服益生菌可有效减轻中度儿童特应性皮炎的临床症状，减少外用糖皮质激素的使用。益生菌有望成为预防和辅助治疗特应性皮炎的可行方法。

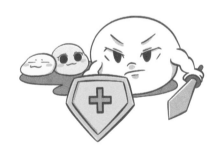

脱敏治疗对特应性皮炎有帮助吗?

《中国特应性皮炎诊疗指南（2020）》中指出，尽管证据级别不高、研究的异质性较强，仍有许多研究证实，尘螨过敏原特异性免疫治疗可有效改善病情，降低疾病严重程度和减少复发次数，降低患者发生气道过敏的风险，尤其是对尘螨过敏且病情严重的特应性皮炎患者。有专家建议在其他治疗疗效欠佳时，可考虑脱敏治疗。

需要注意的是，在行脱敏治疗之前，特应性皮炎皮疹一定要控制良好，没有新发皮疹。在脱敏治疗过程中，特应性皮炎皮疹有可能再发，所以特应性皮炎患者进行脱敏治疗时，一般需要和其他治疗特应性皮炎的药物同时应用，确保脱敏治疗可以顺利进行。

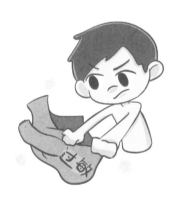

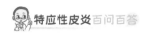

合并过敏性鼻炎如何防治?

特应性皮炎患者容易合并过敏性鼻炎，且这些疾病的"病根"是特应性体质，即机体接触了过敏原等物质。过敏原可以从特应性皮炎患者破损的皮肤屏障侵入表皮，产生炎症介质，而作用到鼻黏膜，产生过敏性鼻炎的症状；过敏原也可以通过吸入直接作用于鼻黏膜而产生过敏性鼻炎的症状。

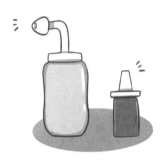

因此，如果特应性皮炎合并过敏性鼻炎，应进行如下防治。

1. 通过保湿及抗炎等方法，修复特应性皮炎患者的皮肤屏障，防止过敏原等物质通过破损的皮肤屏障而在体内产生炎性介质。

2. 进行过敏原检查以明确过敏原，然后进行针对性的预防。

3. 进行鼻腔清洗，预防过敏原对鼻黏膜的刺激。

4. 对过敏性鼻炎的治疗，可考虑应用抗组胺药，鼻喷激素等。

5. 如过敏原明确且特应性皮炎控制良好，也可考虑加用脱敏治疗，以改变过敏性疾病的自然进程，防止特应性皮炎进展为过敏性鼻炎。

合并过敏性哮喘如何防治?

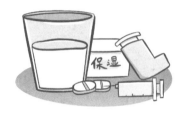

特应性皮炎合并过敏性哮喘的患者防治建议如下。

1. 通过保湿及抗炎等方法,修复特应性皮炎患者的皮肤屏障,防止过敏原等物质通过破损的皮肤屏障而在体内产生炎性介质。

2. 进行过敏原检查以明确过敏原,然后进行针对性的预防。

3. 有研究表明,对 1~2 岁有明确过敏原的儿童特应性皮炎患者,口服抗组胺药西替利嗪 18 个月,随访 3 年,对防止特应性皮炎发展为哮喘有帮助。

4. 研究表明,应用度普利尤单抗不仅可有效地控制特应性皮炎,同时对过敏性哮喘有效。

5. 如过敏原明确且特应性皮炎控制良好,也可考虑加用脱敏治疗,以改变过敏性疾病的自然进程,延缓或阻止特应性皮炎进展为过敏性哮喘。

6. 对于过敏性哮喘的治疗,可考虑应用白三烯受体拮抗剂、吸入糖皮质激素、β 受体激动剂等药物;如同时合并过敏性鼻炎,建议同时对过敏性鼻炎进行治疗,只有上下气道同治,才能更好地防治哮喘。

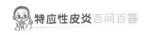

合并过敏性结膜炎如何防治?

特应性皮炎合并过敏性结膜炎的患者,应进行如下防治。

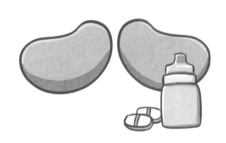

1.通过保湿及抗炎等方法,修复特应性皮炎患者的皮肤屏障,防止过敏原等物质通过破损的皮肤屏障而在体内产生炎性介质,进而防止炎性介质于结膜等部位引起相应靶器官的过敏性炎症。

2.进行过敏原检查以明确过敏原,然后进行针对性的预防。

3.对于过敏性结膜炎的治疗,可考虑局部应用抗组胺药点眼制剂,严重者可短时间应用糖皮质激素滴眼剂。

4.如同时合并过敏性鼻炎,应加用鼻喷激素等治疗。

5.如过敏原明确且特应性皮炎控制良好,可考虑加用脱敏治疗。

朋友的治疗方法有效，
我能按照他的方法用药吗？

不可以。

特应性皮炎的临床表现和严重程度因人而异，同一个患者在病程的不同阶段用药也有所不同。因此，有经验的医生会根据患者的具体情况（如疾病严重程度、皮损类型、病程长短、既往用药情况及疗效反应、有无合并感染及其他疾病、有无药物过敏史等）制订最适合的治疗方案。

但是，有几点注意事项是所有特应性皮炎患者都应当掌握的，如主动学习特应性皮炎相关的知识、坚持使用保湿润肤剂、生活中注意查找和总结自身疾病加重或复发的诱发因素。

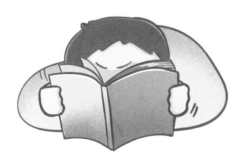

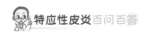

特应性皮炎真的要"活到老治到老"吗?

目前,对于绝大多数患者来说,特应性皮炎需要"活到老治到老",或者说"活到老防到老"。

特应性皮炎与遗传因素、环境因素密切相关,是一种慢性疾病,容易反复发作,绝大多数患者难以根治,因此需要长期治疗。治疗过程中需要根据病情变化及时复诊,遵医嘱适时调整治疗方案,即使病情缓解也通常需要长期维持治疗来防止或减少疾病复发。

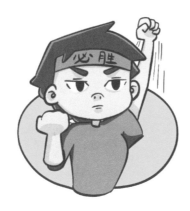

症状缓解可以直接停药吗?

特应性皮炎症状缓解后不可以直接停药,因为此时直接停药很容易出现短期内疾病复发或加重,以致前功尽弃。

患者在症状缓解后,建议及时复诊,医生通常会根据病情变化和好转程度适时调整用药方案,并嘱患者维持治疗以防止或减少疾病复发,待病情达到更进一步的改善后再适时复诊。

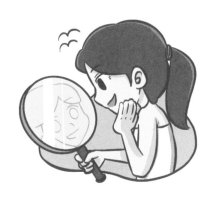

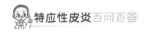

确诊了特应性皮炎，是不是要一直用药？

由于特应性皮炎是慢性、复发性疾病，绝大部分患者目前尚不能根治，确诊特应性皮炎后通常需要在医生指导下进行长期治疗，不建议自行停药。这样做的好处是能够达到长期控制疾病、缓解症状、改善生活质量的目的，将疾病带给患者的苦恼及对学习、工作、生活的影响降到最低。

一部分症状较轻微的特应性皮炎患者，在经过治疗、缓解症状后，长期坚持外用润肤保湿剂而不使用其他药物，也能有效防止或减少症状复发。那么对这部分患者而言，润肤保湿剂就是一直要坚持使用的"药"。

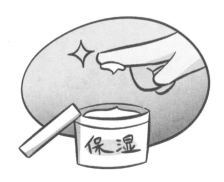

有什么办法可以控制特应性皮炎不发作?

特应性皮炎复发与过早停药、不合理用药、皮肤护理不到位及环境因素触发等因素密切相关。因此,特应性皮炎患者不应随意停药、不应自行决定如何用药,而应遵医嘱治疗,在症状缓解期适时复诊,遵医嘱调整用药方案并坚持落实到位。

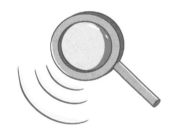

同时,日常生活中需坚持涂抹保湿润肤剂,注意皮肤的正确护理,避免不良刺激因素,如过度搔抓皮肤、洗澡时反复用力揉搓、使用碱性过强的肥皂和清洁产品、贴身穿着羊毛织品等。

此外,还应注意查找潜在的致敏原,通过食物和环境接触日记、变应原检测等方法积极寻找并避免易引起特应性皮炎复发、加重的致敏因素。

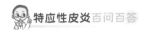

为什么说特应性皮炎的维持治疗很重要？

维持治疗可以有效减少特应性皮炎复发的频率和严重程度，还可以降低特应性皮炎继发感染的风险，从而改善患者生活质量、减少因病误工次数和医疗开支。同时，由于特应性皮炎的每一次复发加重都几乎不可避免地需要再次使用外用糖皮质激素等药物，因此，特应性皮炎的维持治疗有助于减少外用糖皮质激素药物的使用，避免了长期反复外用糖皮质激素可能给皮肤带来的诸多不良反应。维持治疗常用的钙调神经磷酸酶抑制剂等外用药物安全性高、不良反应小，在医生指导与监测下长期应用无明显不良反应。

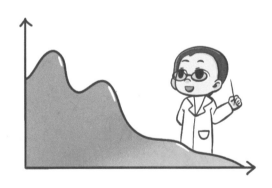

特应性皮炎治疗药物中，
哪些是可以长期使用的？

可长期使用的外用药包括：钙调神经磷酸酶抑制剂（他克莫司软膏、吡美莫司乳膏）、磷酸二酯酶4抑制剂（克立硼罗软膏）。

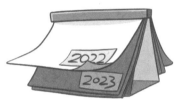

生物制剂度普利尤单抗对6岁以上的儿童、青少年和成人都适用，安全性好，长期使用未见更多不良反应，因此是一线优选系统治疗药用。

激素类药物不建议长期使用，无论是外用的还是口服的。激素长期使用的不良反应较多，处理起来难度较大，因此不建议长期使用。

免疫抑制剂（环孢素、甲氨蝶呤、吗替麦考酚酯）因为不良反应多，也不建议长期使用。JAK抑制剂（乌帕替尼、阿布昔替尼）的长期安全性需要进一步观察。

此外，对于尘螨过敏的特应性皮炎患者可使用针对尘螨致敏原的特异性免疫治疗，俗称"脱敏治疗"，包括舌下含服、皮下注射两种方法，均需坚持完成不少于3年的连续脱敏治疗。脱敏治疗有加重特应性皮炎的报告，是否用脱敏治疗医患要充分沟通，若要进行，也必须在有条件的医院治疗室开展，患者接受皮下注射后应在治疗室医护人员监护下观察半小时（或更长时间）后方能离开。

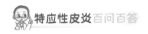

我应该怎么评估自己的长期控制情况？

特应性皮炎控制工具（ADCT）是一个简短、便捷的自评量表，适用于评估特应性皮炎的长期控制情况。该量表共有 6 个问题，包括总体症状的严重程度、瘙痒的严重程度、烦扰的严重程度、睡眠问题、对日常活动的影响及对情绪或心理的影响。

每个问题最高 4 分，总分最高 24 分。得分越高，说明特应性皮炎控制得越差。

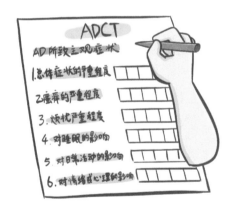

特应性皮炎患者自我护理的意义是什么？

对特应性皮炎患者而言，避免刺激及过敏因素，恢复和保持皮肤屏障功能是本病的基础治疗。而特应性皮炎的诱发因素往往存在于患者日常生活中，所以患者要做好日常的自我护理，尤其是皮肤护理。

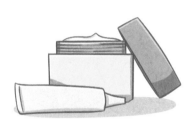

另外，特应性皮炎患者皮损控制后，炎症并未完全消除，而是进入亚临床炎症状态，这是特应性皮炎容易反复复发的原因之一。《中国特应性皮炎诊疗指南（2020）》建议对亚临床炎症进行长期的"主动维持治疗"，即在易复发的原有皮损区每周2次使用外用糖皮质激素或钙调神经磷酸酶抑制剂，同时需要配合全身外用保湿润肤剂，以减少疾病复发。

因此，对于特应性皮炎患者来说，自我护理是一项非常重要的长期任务，有助于缓解症状、防止疾病复发。

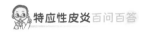

如何加强患者治疗的依从性以预防复发？

本病需要长期治疗，故应建立起良好的医患关系，通过对疾病全程管理以获得最佳疗效。因此，患者教育十分重要。

医生应向患者和家属说明本病的性质、临床特点和注意事项。同时应与患者及家属详细分析并寻找其发病病因和诱发加重因素（包括非特异性诱发因素，以及特异性过敏原诱发因素等），告知其回避策略。

医生应对患者的病史、病程、皮损面积和严重程度等进行综合评估，确定治疗方案，力争在短期内控制疾病。在治疗过程中，医生还应向患者解释药物使用的方法、可期望疗效和可能的不良反应等。

在随访过程中，医生应当仔细观察患者的病情变化，及时调整治疗方案，并通过维持治疗尽可能长期控制症状，减少复发。

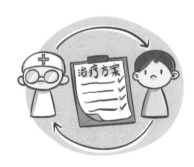

特应性皮炎患者在生活中如何与疾病共处？

虽然大部分特应性皮炎目前难以根治，但患者仍要保持乐观情绪，坚定战胜疾病的信心。在医生指导下将疾病长期控制在稳定状态，减少复发是可实现的。日常生活中患者需要注意以下方面。

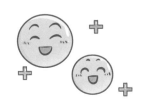

1. 穿着方面：避免穿毛织物、化纤物及紧身衣物；避免使用碱性较强或者香精成分较多的洗涤剂清洗衣物，日常清洗衣物后要将残留洗涤剂漂洗干净。

2. 饮食方面：注意营养均衡，避免饮酒和进食辛辣刺激性食物；避免摄入过敏食物，但也要避免盲目忌口。

3. 居住环境：避免过度干燥和高温，居室经常通风；适宜居住温度为 18~22 ℃；在炎热的季节应注意避免高温和汗液刺激；注意控制环境中致敏物，如尘螨、花粉等；如果明确对宠物皮毛过敏，应避免饲养宠物。

4. 避免过敏原：若明确对空气吸入物（如尘螨、花粉等）过敏，出门时应佩戴口罩，避免去过敏原多的场所，花粉多的季节尽量待在室内，减少过敏原接触；避免蚊虫叮咬；可适当进行体育锻炼，但要避免剧烈运动；运动后及时淋浴冲掉汗液，但洗浴时间不宜过长，建议 5~10 分钟，水温在 32~37 ℃为宜，推荐使用低敏无刺激的洁肤用品，其 pH 最好接近正常表皮 pH（约为 6）；如皮损有感染倾向，可在盆浴时加入次氯酸钠（0.005% 漂白粉浴）以抑制细菌活性，有助于病

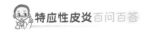

情缓解；洗浴频度以每日或隔日 1 次为宜。

5. 长期涂抹保湿润肤剂：保湿润肤剂不仅能阻止皮肤水分丢失，还能修复受损的皮肤屏障，减少外源性不良因素的刺激，从而减少疾病的发作次数和严重程度；建议患者选用适合自己的保湿润肤剂，不同季节可根据皮肤干燥情况进行调整；保持每天足量多次使用，剂量上建议儿童每周用量为 100~250 克，成人每周用量不少于 250 克；沐浴后 3~5 分钟内全身使用保湿润肤剂。

参考文献

[1] 中华医学会皮肤性病学分会免疫学组，特应性皮炎协作研究中心．中国特应性皮炎诊疗指南（2020 版）．中华皮肤科杂志，2020，53（2）：81-88.

[2] SILVERBERG J I，PALLER A S.Association between eczema and stature in 9 US population-based studies．JAMA Dermatol，2015，151（4）：401-409.

[3] 中国中西医结合学会皮肤性病专业委员会环境与职业性皮肤病学组，中华医学会皮肤性病学分会儿童学组，中国老年保健医学研究会皮肤科分会．特应性皮炎外用制剂合理应用及患者指导专家共识．中华皮肤科杂志，2022，55（4）：281-288.

[4] 宋志强，王欢．特应性皮炎的治疗进展：新药物、新手段、新模式．中华皮肤科杂志，2021，54（2）：161-164.

[5] WOLLENBERG A，CHRISTEN-ZÄCH S，TAIEB A，et al.ETFAD/EADV Eczema task force 2020 position paper on diagnosis and treatment of atopic dermatitis in adults and children．J Eur Acad Dermatol Venereol，2020，34（12）：2717-2744.

[6] 中国中西医结合学会皮肤性病专业委员会环境与职业性皮肤病学组．规范外用糖皮质激素类药物专家共识．中华皮肤科杂志，2015，48（2）：73-75.

[7] KATOH N，OHYA Y，IKEDA M，et al .Japanese guidelines for atopic dermatitis 2020．Allergol Int，2020，69（3）：356-369.

[8] PARISER D. Topical corticosteroids and topical calcineurin inhibitors in the treatment of atopic dermatitis：focus on percutaneous absorption．American journal of therapeutics，2009，16（3）：264-273.

[9] WOLLENBERG A, EHMANN L. Long term treatment concepts and proactive therapy for atopic eczema. Annals of dermatology, 2012, 24（3）：253-260.

[10] 郑志忠.外用糖皮质激素效能分级的临床意义.中华皮肤科杂志, 2007, 40（9）：583-584.

[11] SENBA E, KATANOSAKA K, YAJIMA H, et al.The immunosuppressant FK506 activates capsaicin-and bradykinin- sensitive DRG neurons and cutaneous C-fibers.Neurosci Res, 2004, 50（3）：257-262.

[12] REMITZ A, DE PITÀ O, MOTA A, et al. Position statement：topical calcineurin inhibitors in atopic dermatitis.J Eur Acad Dermatol Venereol, 2018, 32（12）：2074-2082.

[13] AL-KHENAIZAN S. Practical tip：Precooling topical calcineurin inhibitors tube; reduces burning sensation .Dermatol Online J, 2010, 16（4）：16.

[14] LAM M, ZHU J W, TADROUS M, et al. Association Between Topical Calcineurin Inhibitor Use and Risk of Cancer, including lymphoma, keratinocyte carcinoma, and Melanoma：A Systematic Review and Meta-analysis .JAMA Dermatol, 2021, 157（5）：549-558.

[15] CZARNECKA-OPERACZ M, JENEROWICZ D. Topical calcineurin inhibitors in the treatment of atopic dermatitis - an update on safety issues.J Dtsch Dermatol Ges, 2012, 10（3）：167-172.

[16] FAHRBACH K, TARPEY J, WASHINGTON E B, et al. Crisaborole Ointment, 2%, for Treatment of Patients with Mild-toModerate Atopic Dermatitis：Systematic Literature Review and Network Meta-

Analysis .Dermatol Ther（Heidelb），2020，10（4）：681-694.

[17] ARJAN C A DEVILLERS，ARNOLD P ORANJE.Wet-Wrap Treatment in Children with Atopic Dermatitis： a practical guideline.Pediatr Dermatol，2012，29（1）：24-27.

[18] 王珊，马琳.湿包裹治疗在儿童重度特应性皮炎中的应用.中国皮肤性病学杂志，2017（12）：1377-1379.

[19] SIMPSON E L，BRUIN-WELLER M，FLOHR C，et al. When does atopic dermatitis warrant systemic therapy? Recommendations from an expert panel of the International Eczema Council .J Am Acad Dermatol，2017，77（4）：623-633.

[20] BANERJEE N，GREWAL A. What is the most effective systemic treatment for atopic dermatitis? .Clin Exp Allergy，2021，51（9）：1103-1106.

[21] 谢志强.瘙痒的发病机制与临床.皮肤病与性病，2017，39（4）：250-252.

[22] 中国医师协会皮肤科医师分会过敏性疾病专业委员会，中华医学会皮肤性病学分会特应性皮炎研究中心，中国医疗保健国际交流促进会皮肤科分会.特应性皮炎瘙痒管理专家共识.中华皮肤科杂志，2021，54（5）：391-396.

[23] 中国中西医结合学会皮肤性病专业委员会环境与职业性皮肤病学组.抗组胺药在皮肤科应用专家共识.中华皮肤科杂志，2017，50（6）：393-396.

[24] 中华医学会变态反应学分会儿童过敏和哮喘学组，中华医学会儿科学分会呼吸学组哮喘协作组.抗组胺 H1 受体药在儿童常见过敏性疾病中应用的专家共识.中国实用儿科杂志，2018，33（3）：161-170.

[25] BATAILLE A，LESCHIERA R，L'HÉRONDELLE K，et al. In Vitro Differentiation of Human Skin-Derived Cells into Functional Sensory Neurons-Like .Cells，2020，9（4）：1000.

[26] WOLLENBERG A，BARBAROT S，BIEBER T，et al. Consensus-based European guidelines for treatment of atopic eczema（atopic dermatitis）in adults and children：part I .J Eur Acad Dermatol Venereol，2018，32（5）：657-682.

[27] 中国中西医结合学会皮肤性病专业委员会环境与职业性皮肤病学组，北京中西医结合学会环境与健康专业委员会皮炎学组，中国中药协会皮肤病药物研究专业委员会湿疹学组 . 抗组胺药治疗皮炎湿疹类皮肤病临床应用专家共识 . 中华全科医学，2021，19（5）：709-712.

[28] PARISI G F，LICARI A，PAPALE M，et al. Antihistamines：ABC for the pediatricians .Pediatr Allergy Immunol，2020，31（24）：34-36.

[29] 顾洋，钱华 . 儿童特应性皮炎系统药物治疗研究进展 . 中国实用儿科杂志，2021，36（9）：655-660.

[30] WOLLENBERG A，BARBAROT S，BIEBER T，et al. Consensus-based European guidelines for treatment of atopic eczema（atopic dermatitis）in adults and children：part II .J Eur Acad Dermatol Venereol，2018，32（6）：850-878.

[31] SIEGELS D，HERATIZADEH A，ABRAHAM S，et al.Systemic treatments in the management of atopic dermatitis：A systematic review and meta-analysis .Allergy，2021，76（4）：053-1076.

[32] 张警兮，姚煦 . 免疫抑制剂在儿童特应性皮炎中的应用进展 . 中华皮肤科杂志，2016，49（6）：447-450.

[33] KING R W，BACA M J，ARMENTI V T，et al.Pregnancy Outcomes

Related to Mycophenolate Exposure in Female Kidney Transplant Recipients .Am J Transplant，2017，17（1）：151-160.

[34] NARLA S，SILVERBERG J I，SIMPSON E L.Management of inadequate response and adverse effects to dupilumab in atopic dermatitis .J Am Acad Dermatol，2022，86（3）：628-636.

[35] 中华医学会皮肤性病学分会特应性皮炎研究中心，中华医学会皮肤性病学分会儿童学组 . 度普利尤单抗治疗特应性皮炎专家共识 . 中华皮肤科杂志，2022，55（6）：465-470.

[36] SIMPSON E L，BIEBER T，GUTTMAN-YASSKY E，et al. Two Phase 3 Trials of Dupilumab versus Placebo in Atopic Dermatitis.N Engl J Med，2016，375（24）：2335-2348.

[37] BLAUVELT A，DE BRUIN-WELLER M，GOODERHAM M，et al. Long-term management of moderate-to-severe atopic dermatitis with dupilumab and concomitant topical corticosteroids（LIBERTY AD CHRONOS）：a 1-year，randomised，double-blinded，placebo controlled，phase 3 trial.Lancet，2017，389（10086）：2287-2303.

[38] SIMPSON E L，PALLER A S，SIEGFRIED E C，et al.Efficacy and Safety of Dupilumab in Adolescents With Uncontrolled Moderate to Severe Atopic Dermatitis：A Phase 3 Randomized Clinical Trial. JAMA Dermatol，2020，156（1）：44-56.

[39] PALLER A S，SIEGFRIED E C，THAÇI D，et al.Efficacy and safety of dupilumab with concomitant topical corticosteroids in children 6 to 11 years old with severe atopic dermatitis：A randomized，double blinded，placebo-controlled phase 3 trial. J Am Acad Dermatol，2020，83（5）：1282-1293.

[40] MUZUMDAR S，SKUDALSKI L，SHARP K，et al.Dupilumab facial redness/dupilumab facial dermatitis：a guide for clinicians.American Journal of Clinical Dermatology，2022，23（1）：61-67.

[41] BECK L A，DELEURAN M，BISSONNETTE R，et al. Dupilumab Provides Acceptable Safety and Sustained Efficacy for up to 4 Years in an Open-Label Study of Adults with Moderate-to-Severe Atopic Dermatitisp. Am J Clin Dermatol，2022，23（3）：393-408.

[42] 王刚. 皮肤科生物制剂的主要不良反应及对策. 中华皮肤科杂志，2019（2）：77-80.

[43] KWATRA S G，Misery L，Clibborn C，et al. Molecular and cellular mechanisms of itch and pain in atopic dermatitis and implications for novel therapeutics. Clin Trans Immunol，2022，11（5）：e1390.

[44] 凯特琳·弗朗卡，穆罕默德·贾费洛尼. 应激与皮肤疾病：从基础到临床. 张海萍，谢志强，译. 北京：清华大学出版社，2021.

[45] SIMPSON E L, BIEBER T, GUTTMAN-YASSKY E, et al. Two Phase 3 Trials of Dupilumab versus Placebo in Atopic Dermatitis. N Engl J Med，2016，375(24):2335-2348.

[46] 姚煦. 特应性皮炎的光疗. 中国医学文摘（皮肤科学），2016，33（2）：212-214.

[47] 赵辨. 中国临床皮肤病学. 南京：江苏凤凰科学技术出版社，2017：733-742.

[48] EICHENFIELDLF，TOMWL，BERGERTG，et al. Guidelines of care for the management of atopic dermatitis：Section 2. Management and treatment of atopic dermatitis with topical therapies.Journal of the American Academy of Dermatology，2014，71（1）：116-132.

[49] THOMAS K S, APFELBACHER C A, CHALMERS J R, et al.Recommended core outcome instruments for health-related quality of life, long-term control and itch intensity in atopic eczema trials: results of the HOME VII consensus meeting .Br J Dermatol, 2021, 185（1）: 139-146.

[50] DE PESSEMIER B, GRINE L, DEBAERE M, et al. Gut-Skin Axis: Current Knowledge of the Interrelationship between Microbial Dysbiosis and Skin Conditions .Microorganisms, 2021, 9（2）: 353.

[51] 王莹. 益生菌在儿童特应性皮炎中的应用. 中国实用儿科杂志, 2021, 36（9）: 676-679.

[52] HENDRICKS A J, MILLS B W, SHI V Y.Skin bacterial transplant in atopic dermatitis: Knowns, unknowns and emerging trends .J Dermatol Sci, 2019, 95（2）: 56-61.

[53] PAN H, SU J. Association of Probiotics with Atopic Dermatitis among Infant: A Meta-analysis of Randomized Controlled Trials. Oxid Med Cell Longev, 2022, 2022: 5080190.

[54] NAVARRO-LÓPEZ V, RAMÍREZ-BOSCÁ A, RAMÓN-VIDAL D, et al. Effect of oral administration of a Mixture of Probiotic Strains on SCORAD index and Use of Topical Steroids in Young Patients With Moderate Atopic Dermatitis: a randomized clinical trial.JAMA Dermatol, 2018, 154（1）: 37-43.

[55] RIDOLO E, MARTIGNAGO I, RIARIO-SFORZA G G, et al. Allergen im munotherapy in atopic dermatitis. Expert Rev Clin Immunol, 2018, 14（1）: 61-68.

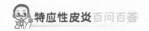
特应性皮炎百问百答

[56] CZARNOWICKI T，KRUEGER J G，GUTTMAN-YASSKY E. Novel concepts of prevention and treatment of atopic dermatitis through barrier and immune manipulations with implications for the atopic march. J Allergy Clin Immunol，2017，139（6）：1723–1734.

参考资料

1. 乌帕替尼缓释片说明书
2. 阿布昔替尼片说明书
3. 度普利尤单抗注射液说明书

第九章

特应性皮炎的
生活指导

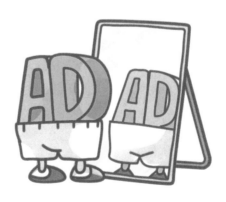

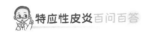

特应性皮炎患者的衣食住行要注意什么？

衣：以宽松透气的棉织品为主，根据气温合理地增减衣物，勤洗勤晒。

食：注意合理饮食，儿童患者避免摄入明确导致皮疹加重的过敏食物，但不主张随意忌口或过度忌口。成人特应性皮炎大多数与食物无关。

住：居家环境保持清洁，通风透气，室内温度、湿度适宜，尽量减少灰尘，不接触毛绒玩具，家里尽量不用地毯。

行：在花粉、柳絮和杨絮较多的春夏季出门时，建议戴好口罩、护目镜，避免接触过敏原。有呼吸道症状或面部皮损明显者尽量少去过敏原多的场所。冬季出行建议做好保暖，避免过冷。日常做好防晒，避免阳光直射。

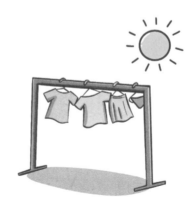

特应性皮炎患者的衣物应该如何选择?

在日常生活中尽量选择穿纯棉材质的贴身衣物,避免羊毛、合成纤维织物(如聚酯纤维)等。

尽量避免穿紧身衣裤,减少衣物摩擦对皮肤的刺激。

根据气温增减衣物,穿着透气、吸汗的衣物,以减少汗液刺激皮肤引起的瘙痒。

选择浅色的衣物,以避免染色剂、荧光剂对皮肤的刺激。

在外出活动时,尽量穿着长袖长裤遮蔽,避免阳光直射和蚊虫叮咬。

换季的衣服清洗后再穿,平常经常将贴身衣物进行烫洗和晾晒。

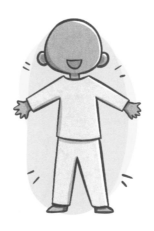

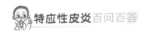

容易引起过敏的食物有哪些?

据报道,5 岁以下儿童常见食物过敏原为牛奶、鸡蛋、小麦、花生和大豆;5 岁以上儿童常见食物过敏原为坚果、贝壳类和鱼;青少年和成人食物过敏少见,个别人有花粉相关食物过敏,如与桦树花粉相关的食物(苹果、芹菜、胡萝卜和榛果等)。

注意不要盲目忌口,除非食用某种食物后有明确的导致皮炎加重的因果关系。

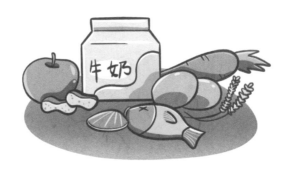

特应性皮炎患者饮食上应如何忌口？

　　特应性皮炎患者属于过敏体质，常合并食物过敏，需要合理忌口。

　　常见的致敏食物有牛奶、鸡蛋、小麦、花生、大豆、贝壳、鱼类等。建议患者做好饮食记录并观察特应性皮炎每次发病的时间，从而合理地分析食物与皮疹的关系。如果吃了某种食物后皮疹加重，建议避食 4~6 周，观察皮疹改善情况。必要时患者可进行食物激发试验以明确过敏原。特应性皮炎患者中对食物过敏的多是儿童患者，因此不建议盲目忌口，以免过度忌口而导致营养不良。

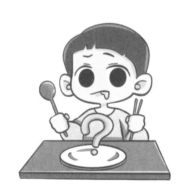

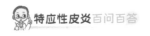

怎样保持合理的居家环境?

特应性皮炎患者居家环境需保持通风透气，避免入住刚刚装修不久的房屋，空调滤网要勤洗。居室温度要适宜，不可过冷或过热。避免室内环境过于干燥，可适当使用加湿器。

居室保持清洁，尽量减少灰尘，不养易散播花粉的植物。家里尽量不用地毯，患儿尽量不要接触毛绒玩具。定期清洗晾晒床单被罩、沙发垫等居家用品，也可使用除螨仪进行清洁。

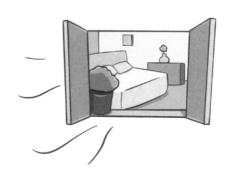

特应性皮炎患者可以养宠物吗?

　　尽管近年来有研究显示,早期的宠物接触对特应性皮炎患者可能是有益的,但对宠物过敏的特应性皮炎患者建议尽量不养宠物。宠物皮毛、皮屑、分泌物、排泄物等都可以导致患者过敏。

　　一般来讲,一旦诊断对宠物过敏,最佳的办法是将宠物送走并彻底清洁居室,以去除宠物变应原,避免诱发和加剧过敏症状。如果难以割舍,也最好不在卧室里饲养宠物,接触宠物后应更换衣物,洗澡后再进入卧室;定期给宠物洗澡有助于减少空气中的过敏原;使用带HEPA滤网的吸尘器,打扫房间时戴口罩和护目镜以减少接触过敏原。

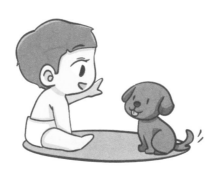

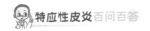

特应性皮炎患者如何做运动？

特应性皮炎患者可以运动，但要注意选择宽松透气的衣物以减少摩擦；尽量不在阳光照射下运动或做好防晒。

运动前，先根据自己运动出汗后皮肤能够耐受的程度来选择合适的运动项目，可以从快走、慢跑等低强度的运动开始，逐步增加运动强度。

运动时，如果瘙痒突然加重，可尝试用凉毛巾来镇静皮肤。

运动出汗后，要及时更换湿衣服，有条件时及时冲澡，或者准备湿毛巾及时擦拭汗水，减少汗液对皮肤的刺激，并及时涂抹润肤霜。

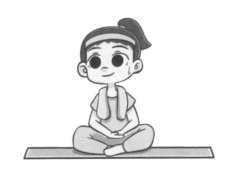

日常外出有什么注意事项?

在花粉、柳絮和杨絮较多的春夏季，建议出门戴好口罩、护目镜，避免接触过敏原。

尽量穿着长袖长裤，避免阳光直射皮肤和蚊虫叮咬。

冬季出行建议做好保暖，避免过冷。

雾霾天气尽量避免室外活动。

尽量避免前往花园、动物园或者新装修的场所等可能致敏的环境。

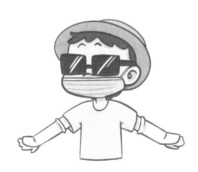

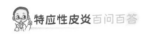

脸部皮疹发作时
能戴口罩或使用化妆品吗?

特应性皮炎患者脸部皮疹发作时,最好不要戴口罩或者尽量少戴口罩。戴口罩后,由于局部透气性变差,皮肤温度升高,会使面部更容易红痒。

此时也不建议化妆,因为很多化妆品含有一些易引起皮损的刺激性成分(如香精、色素、防腐剂等),会加重皮损。同时卸妆过程也会剥脱更多的角质层,影响皮肤屏障功能的恢复。

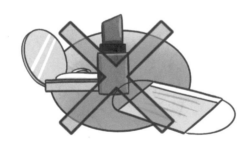

出差和旅游时特别要注意的问题有哪些?

特应性皮炎患者在出差和旅游时特别需要注意的问题如下。

穿着：建议选择棉、麻或竹等天然面料的宽松舒适的衣服。如果目的地的天气不可预测，可多准备几件衣服，以便寒冷或过热时可以增减衣服。

食物：部分特应性皮炎患者同时存在食物过敏，出差或者旅行可能会接触到不熟悉的食物成分。因此，需要了解并且记住诱发自己过敏的食物，选择信誉良好的餐馆就餐，进入餐馆或当地人推荐食物时，要仔细询问食材，谨慎对待某种新的或不熟悉的食物。

住宿：霉菌、尘螨、动物皮屑和花粉是主要的过敏原。外出住宿时，可提前浏览酒店的网站，给酒店打电话，并委婉地询问房间的环境和清洁情况。尽量选择使用非化纤、非羽绒的枕头，选择硬质地板而不是地毯的住宿环境。如果可以，尽量带上自己的毛巾、枕头和其他床上用品。

交通：之前的旅客可能携带香料和其他过敏原，航空公司使用的清洁产品可能含有敏感的化学品，因此建议将自己的枕头和小毛毯带上飞机，并带上抗菌湿巾清洁您的座位和桌子。

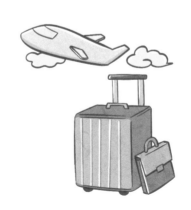

药品：为了预防特应性皮炎复发或者加重，建议事先准备并随身携带足够用量的保

湿乳和药品，包括外用糖皮质激素、外用钙调神经磷酸酶抑制剂、抗生素药膏及口服抗组胺药物或目前正在维持治疗的免疫抑制剂等。

另外，旅途中应放松心情，保持乐观的态度。提前对目的地的医院、专科医生进行一些了解，以便紧急情况下得到更专业的治疗和护理。

洗浴时应注意什么？

合理的洗浴不仅可以去除特应性皮炎患者皮肤表面的污秽痂皮，还可以降低皮肤表面金黄色葡萄球菌定植数量。

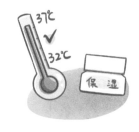

建议洗浴温度在 32~37 ℃，洗浴时间 5~10 分钟。推荐使用低敏无刺激、无皂基的洁肤用品，其 pH 最好接近正常表皮 pH（约为 6）。如皮损有感染倾向，可在盆浴时加入次氯酸钠（0.005% 漂白粉浴）以抑制细菌活性，有助于病情缓解。洗浴频度以每日或隔日 1 次为宜。

沐浴后应该立即使用合适自己的保湿润肤剂，有助于恢复皮肤屏障功能。保湿润肤剂不仅能阻止水分丢失，还能修复受损的皮肤屏障。冬季根据皮肤干燥情况可选用富含脂类的润肤剂，建议儿童每周用量为 100~250 克，成人每周用量不少于 250 克。

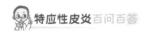

为什么要用润肤剂?

皮肤屏障功能障碍会导致经皮水分丢失增加、微生物和过敏原的定植和侵入增加,从而诱导或加重特应性皮炎炎症反应。

临床研究发现,特应性皮炎患者皮肤干燥,经皮水分丢失(衡量特应性皮炎儿童皮肤屏障功能障碍的指标)与特应性皮炎疾病的严重程度相关。一项队列研究发现,润肤剂用量越多,特应性皮炎炎症反应越轻。因此,在特应性皮炎的管理中强调恢复和维持皮肤表皮屏障功能非常重要。

润肤剂为特应性皮炎皮肤提供封闭屏障,保持水分并保护其免受刺激。特殊配方的润肤产品可能具有抗菌、止痒和抗炎作用。它们是化学试剂的复杂混合物,为使表皮更柔软、更柔韧而专门设计。

保湿不仅有助于改善特应性皮炎皮肤屏障功能,还有助于降低皮肤对刺激物的敏感性和随后的炎症反应,从而降低特应性皮炎的复发率。全球多项随机对照试验研究及观察性研究发现,在特应性皮炎急性期外用糖皮质激素联合润肤剂可以减少糖皮质激素外用量和使用频率;在特应性皮炎缓解期外用润肤剂可显著延长首次复发时间及降低复发率。尽管现有的研究设计、测试产品和结果存在不一致,缺乏可靠的数据,但润肤剂的整体安全性和有效性特征使其成为外用糖皮质激素的辅助治疗手段,这将是治疗特应性皮炎的新趋势。

在预防方面,临床研究发现,正确的保湿处理可以阻断"特应性进程"。2014 年,2 项随机对照试验研究发现每天给予特应性皮炎高风险新生儿外用润肤剂一次，可以显著降低特应性皮炎的患病率。

　　综上，特应性皮炎患者使用润肤剂（润肤乳、润肤霜等，不同季节可使用不同剂型）可以修复皮肤屏障、减少外用糖皮质激素用量、延长复发时间并且降低复发率，润肤剂是特应性皮炎患者重要的基础治疗手段。

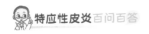

润肤剂应该怎么用?

1. 使用频率及用量: 迄今为止, 还没有关于润肤剂在特应性皮炎中的最佳应用频率的研究调查。 英国国家健康与疾病研究所 (National Institute for Health and Clinical Excellence, NICE) 发布的指南建议频繁使用, 具体频率取决于皮肤的干燥程度和使用的润肤剂种类, 但没有确切建议。 考虑到洗澡后严格保湿的建议及在洗

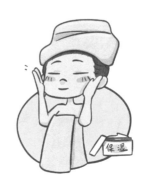

澡后以外的时间鼓励保湿, 建议每天至少使用 2~3 次。未来的研究应调查润肤剂的最佳应用频率, 同时考虑润肤剂的功效、成本和患者的依从性等问题。由于可用的润肤剂种类繁多, 这可能是一项艰巨的任务。对于使用剂量, 建议足量应用, 欧洲儿童特应性皮炎诊疗共识推荐特应性皮炎患儿使用 100 克 / 周, 成人 500 克 / 周。NICE 指南建议每周用量为 250~500 克。我国相关诊疗指南建议特应性皮炎患儿每周功效性护肤品用量为 100~250 克。

2. 外用药和润肤剂联合使用: 外用糖皮质激素是治疗特应性皮炎急性发作的主要药物。然而, 皮肤萎缩及其对皮肤屏障的负面影响是长期使用外用糖皮质激素不容忽视的不良反应。因此, 特应性皮炎急性治疗期间使用润肤剂修复皮肤屏障显得尤为重要。润肤剂的疗效和安全性在特应性皮炎的治疗中已获得广泛认可。我国相关诊疗指南建

议在特应性皮炎急性期，将外用糖皮质激素和 / 或钙调神经磷酸酶抑制剂与功效性润肤霜联合使用；当进入恢复期时，减少或停用外用糖皮质激素或钙调神经磷酸酶抑制剂，单纯外用功效性护肤品防止疾病复发。

3. 外用药物与润肤剂的使用顺序：二者使用先后顺序视药物的剂型选择而决定，霜剂（cream）外用药物建议在使用功效性护肤品之前使用，软膏（ointment）则在功效性护肤品之后使用，以达到最佳吸收效果。推荐在浴后 3~5 分钟使用功效性护肤品最佳，可让皮肤保持一定程度的湿润更有利于护肤品吸收。总的来说，无论润肤剂还是外用药，若以软膏为基质，均用在最后一步。

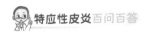

如何选择保湿润肤剂?

1. 剂型的选择：一般来说，较厚的保湿霜（霜剂，而不是乳液）含有较少的酒精和 / 或水分，可以更好地为皮肤补水。润肤剂是许多保湿剂的基础，含有必需脂肪酸和天然油脂等，通过填充角质细胞之间的缝隙来改善皮肤的外观和质地。润肤剂还可能含有闭塞性物质，如凡士林，其作用是在皮肤表面形成疏水层，从而形成防止水分丢失的屏障。润肤剂中还经常加入保湿剂（如甘油），以增强真皮向表皮的吸水性。

保湿剂可由以上任何成分组合而成，患者应找到可接受的产品（价格、质地等），并以推荐的频率使用。在我国，就季节而言，考虑到霜剂中封闭剂含量高，滋润度高，一般在冬季和北方的春季、秋季使用；乳剂中保湿剂含量高，保湿效果好，适合在夏季和南方的春季、秋季使用。皱褶、出汗等部位可适当减少应用或选择较稀薄的剂型。值得注意的是，研究表明，无论保湿产品的组成如何，每日使用均有益。

2. 成分选择

（1）对特应性皮炎有益的成分：神经酰胺是天然存在于角质细胞膜内的高浓度脂质分子。其主要功能是维持皮肤屏障的完整性，有助于防止水分丢失。研究发现，特应性皮炎患者的皮肤中神经酰胺水平往往较低。因此，为了修复特应性皮炎患者皮肤屏障中的神经酰胺水平，开发出了含有神经酰胺的润肤剂，它们被证实具有抗炎、改善皮肤通透性和抗菌屏障的功能。

天然保湿因子（natural mosturing factor，NMF）是一种小分子物

质，可吸收水分进入角膜细胞，从而保湿皮肤。它们是水溶性聚丝蛋白降解化合物，负责聚集角蛋白丝形成角蛋白束，维持角质层细胞的刚性结构。尿素、吡咯烷酮羧酸、谷氨酸和其他氨基酸是聚丝蛋白降解产物，统称为天然保湿因子。这些成分吸收大气中的水分，以确保角质层表层保持水合。细胞间脂质层通过封闭每个角质细胞的外部，有助于防止天然保湿因子的损失。在一个小队列研究中发现，与对照润肤剂相比，含天然保湿因子（5% 尿素）、神经酰胺 NP 和乳酸盐的润肤剂使皮肤水合的程度显著增大，皮肤高水合度的持续时间更长。

（2）对特应性皮炎有害的成分：特应性皮炎患者应避免每日使用含有羊毛脂的润肤剂。有研究发现，特应性皮炎与羊毛脂接触性过敏呈正相关。丙二醇和高浓度的尿素具有刺激性及毒性，应避免 2 岁以下儿童应用。一些纯油类护肤品，如橄榄油等，由于其油酸含量过高，会增加经表皮失水量，不推荐使用。应避免经常使用含有完全抗原成分（如花生、燕麦等）和半抗原成分（如羊毛脂、甲基异噻唑啉酮等）的润肤剂，以免增加过敏风险，尤其是在免疫系统尚未成熟的幼儿中应谨慎使用。

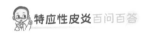

特应性皮炎患者为何要定期修指甲?

特应性皮炎患者的症状之一是皮肤瘙痒,因此特应性皮炎患者经常会搔抓皮肤,尤其夜间睡眠的状态下,患者会不自觉地进行搔抓。而搔抓将使得原本受损的皮肤屏障进一步破坏,从而加重特应性皮炎的皮肤炎症反应,形成恶性循环。

定期修指甲,防止搔抓,将有利于特应性皮炎患者皮肤的修复;同时定期修指甲,也可防止指甲内积聚过敏原及细菌等物质,进而减少对破损皮肤的刺激,加速皮肤屏障的修复。

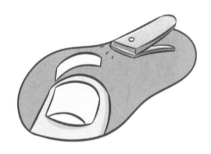

特应性皮炎影响睡眠时该怎么办？

特应性皮炎严重程度与睡眠障碍有关，瘙痒和搔抓是影响睡眠的重要因素。因此有效控制瘙痒有助于治疗特应性皮炎患者的睡眠问题。

1. 通常用于治疗特应性皮炎患者睡眠问题的是第一代抗组胺药。它可以透过血−脑屏障并影响组胺在维持中枢神经系统兴奋中的作用，从而达到镇静效果。

2. 一项随机对照研究发现，口服褪黑素可以提高特应性皮炎患者入睡时间并减轻疾病严重程度。

3. 尘螨过敏可能也影响特应性皮炎患者的睡眠，因此建议控制睡眠环境的尘螨浓度。

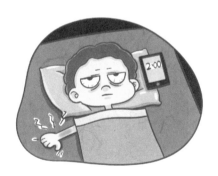

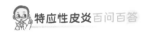

特应性皮炎影响情绪时该怎么办？

1. 药物治疗：阿米替林、舍曲林、米氮平、艾司西酞普兰、帕罗西汀等多种抗抑郁药及普瑞巴林、加巴喷丁等已被应用于慢性瘙痒的治疗。抗抑郁药能改善患者抑郁情绪，有助于抑制搔抓。帕罗西汀可以改善特应性皮炎患者瘙痒症状，尤其是伴有情绪障碍者的瘙痒。

2. 心理疏导：在常规药物治疗基础上，给予特应性皮炎患者情绪疏导联合行为干预，可以改善其瘙痒和皮损、焦虑和抑郁情绪，以及提高生活质量。不良习惯（如搔抓）消除训练、放松训练及认知行为疗法也可帮助治疗特应性皮炎伴随的慢性瘙痒。

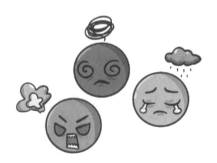

秋冬换季时应该注意什么?

1. 环境问题：周围的居住环境和工作环境要保持干净，定期打扫卫生，多开窗使室内外空气流通。贴身衣物及床单、被套、枕头等都要勤换勤洗，拿到太阳底下暴晒杀菌。

2. 合理饮食：饮食上最好少吃辛辣和刺激性的食物，多吃清淡食物。易上火和易过敏的食物一定要避免食用，忌烟酒。

3. 生活习惯：在气温变化时，适当增加衣物，避免皮肤受到低温寒冷空气的刺激。洗澡时，使用温水，不宜使用过烫的水；使用温和、刺激性小的洗浴产品，洗澡时间不宜过长。洗完澡之后，涂抹一些温和、保湿的乳液。

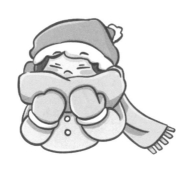

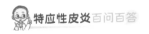

应该如何维持皮肤的健康状态?

1.保持环境的干燥清洁,不能太过闷热,贴身衣物勤换勤洗。

2.身体清洁时选择刺激性较小的沐浴液或沐浴皂,洗浴后及时外涂保湿身体乳。

3.饮食方面注意避免食用辛辣刺激性食物及烟酒。

4.避免暴晒。适度的日晒对病情恢复有帮助,但暴晒会导致出汗,过热也会刺激皮肤。在使用防晒霜时,应选择适合敏感皮肤的防晒霜。

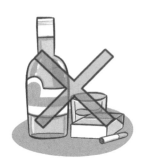

一热或出汗，皮肤就痒怎么办?

与其他慢性瘙痒相比，特应性皮炎患者的瘙痒有其自身特点。众多内源性因素和外源性因素均可诱发瘙痒。内源性因素包括出汗、干皮症、皮肤微血管变化、精神因素等；外源性因素包括毛料制品、过敏原（如尘螨、动物皮毛、花粉等）、微生物（如细菌、真菌、病毒等）、食物（如热饮、辛辣食物、酒等）、阳光、过度洗浴等。其中精神因素、出汗、金黄色葡萄球菌定植等是特应性皮炎的重要诱发因素。

特应性皮炎患者存在痒觉敏化异常，即对健康人而言不感觉瘙痒的轻微刺激（如出汗、压力、摩擦）会导致特应性皮炎患者感到瘙痒。

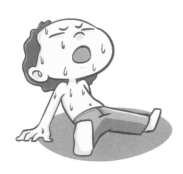

因此，特应性皮炎的患者应保持环境温度为 18~22 ℃，湿度以 30%~50% 为宜，睡觉时被子不宜过厚；制定适合自己的运动计划，避免过热和出汗过多的激烈运动；运动出汗后立即用湿毛巾擦洗身体以清理汗液，或者及时洗澡换衣。

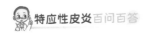

瘙痒突然发作时
有何快速止痒的办法？

特应性皮炎瘙痒突然发作并不是个别现象。研究显示，约 40% 的特应性皮炎患者在病程中存在瘙痒突然加重的现象。

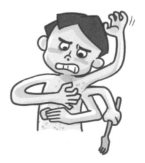

寻找瘙痒突然发作或加重的原因，合理使用止痒药物是应对瘙痒发作的关键。与特应性皮炎瘙痒发作有关的原因包括：过敏原暴露（吸入、食入、接触等）、情绪激动、大量排汗、接触刺激性衣物（如羊毛衫）、日光暴晒、过度搔抓等。特应性皮炎患者在日常生活中首先要尽量避免上述可加重瘙痒的因素。

另外，瘙痒突然发作可能是特应性皮炎病情加重的一个信号，患者需要观察皮疹是否增多，有条件时可以进行几天规律的病情自我评估以了解病情变化。

如果是局部瘙痒突然发作，可以用冰块、冰镇饮料瓶冰敷以缓解瘙痒，瘙痒改善后局部加用一次抗炎治疗药膏（外用糖皮质激素或钙调神经磷酸酶抑制剂等）。

如果是全身性瘙痒，而且与过敏原暴露有关，甚至出现新发皮疹，应尽快脱离过敏原，并可紧急服用一次抗组胺药（氯雷他定、西替利嗪等）。如瘙痒和皮疹无法改善，应尽早寻求皮肤病专科医生的帮助。

宝宝总抓痒怎么办?

特应性皮炎的宝宝会因为瘙痒反复搔抓皮肤,形成"瘙痒-搔抓"的恶性循环。对于特应性皮炎宝宝,控制抓痒的首要措施是控制特应性皮炎本身的炎症,炎症控制了,瘙痒自然消失,宝宝也就不抓挠了。

首先,根据宝宝疾病严重程度,选择抗炎力度合适的药物(外用糖皮质激素类制剂、外用钙调神经磷酸酶抑制剂及外用磷酸二酯酶 4 抑制剂等)。

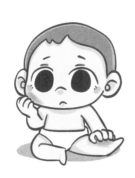

其次,预防皮肤干燥诱发的瘙痒,合理洗护。合理洗护是特应性皮炎治疗的重要基础。特应性皮炎宝宝需要规律、足量使用安全性好的润肤剂来修复受损的皮肤屏障。

最后,还要根据宝宝自身情况,去除其他诱发因素引起的瘙痒,如出汗、高温、羊毛衣物、热水洗烫、强碱性清洁产品等。

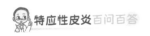

宝宝需要换奶吗?

特应性皮炎婴幼儿患者是否需要换奶取决于多种因素,包括患儿是否存在牛奶蛋白过敏或可疑的牛奶蛋白过敏及孩子的喂养方式,具体分以下几种情况。

1. 如果无确切的牛奶蛋白过敏或致敏食物为非牛奶蛋白,那么,无论是母乳喂养、混合喂养或人工喂养的特应性皮炎患儿均不需要换奶。

2. 如果致敏食物明确为牛奶蛋白或高度怀疑为牛奶蛋白,则需要对喂养方式做相应的调整,具体调整方法如下。

(1)纯母乳喂养:母亲需严格回避牛奶蛋白及相关制品,继续母乳喂养,不需要换奶。

(2)人工喂养:需换奶,改吃氨基酸配方粉/深度水解蛋白奶粉(连续6个月或者到孩子9~12月龄后再次评估,决定是否继续回避牛奶蛋白)。

(3)混合喂养:在母亲严格回避牛奶蛋白的前提下继续母乳喂养,同时辅以氨基酸配方粉/深度水解蛋白奶粉喂养,以补充母乳量的不足。

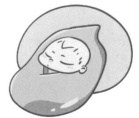

宝宝有什么不能吃的吗?

明确宝宝有无食物过敏非常重要。常见的易致宝宝过敏的食物包括牛奶、鸡蛋、小麦、坚果、海鲜、大豆等。如果存在食物过敏需要暂时回避相应的食物,如果不存在则不需要回避。如果不清楚是否存在食物过敏可以咨询皮肤科或变态反应科医生,他们会帮您判断是否有食物过敏的可能,以及是否可以再次引入致敏的食物、何时引入、怎样引入。

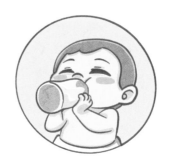

患儿切忌盲目忌口,以免造成营养不良。此外,高热量、高糖的食物不建议患儿多吃。

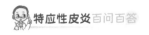

宝宝的衣服怎么选?

由于特应性皮炎宝宝皮肤屏障功能存在障碍,痒觉神经理化刺激的活化阈值低,容易产生温度性和机械性瘙痒,同时激活外周敏化神经产生的轴突反射,诱发皮肤局部神经源性炎症。因此,对于特应性皮炎宝宝,衣服的选择非常重要。

衣物质地方面,建议选择刺激性低的、透气性好的纯棉衣物。

衣物款式方面,建议尽量选择鸡心领或圆领衣服,避免高领衣服,因为高领衣服不利于散热,易导致特应性皮炎加重。

衣物大小方面,建议选择稍宽松的衣物,减少皮肤摩擦刺激。

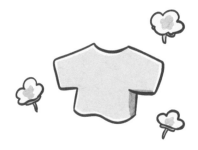

宝宝的沐浴露、润肤露如何选择？

特应性皮炎宝宝建议使用安全、无皂基、弱酸性、不含香料、不含易致敏成分的沐浴产品，每次的用量不要太多，使用次数不要过于频繁，重点清洁容易出汗的皱褶部位即可。

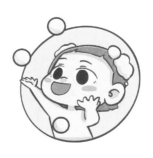

特应性皮炎宝宝宜选用成分安全、配方简单、原料可溯源、包装友好的功效性润肤剂。功效性润肤剂简单理解就是不含药物，但是具有修复皮肤屏障、保湿、滋润、抗炎等功效的护肤品。

常用的剂型有乳剂和霜剂，应综合考虑患儿的个体差异、皮肤状态、季节、气候等因素选择合适的剂型。一般冬季或北方地区的秋季、春季，可选择滋润度较高的霜剂；夏天或南方的春季、秋季可选择乳剂。建议每天至少全身涂抹 2 次，每周使用 100~250 克。浴后 3~5 分钟之内要及时使用润肤剂。

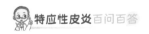

孩子得了特应性皮炎，可以上体育课吗?

德智体全面发展，是现代学生的基本要求。因此，提倡特应性皮炎孩子正常进行体育运动。

需要注意的是，汗液对特应性皮炎孩子的皮肤可能会产生刺激，诱发特应性皮炎加重。建议特应性皮炎患儿运动后及时清洁皮肤，避免汗液对皮肤的刺激，浴后及时涂抹润肤剂。

另外，过于激烈的运动要谨慎，皮损、瘙痒严重时期要谨慎，必要时可咨询专科医生。

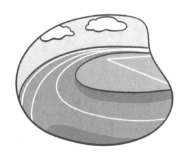

患者是否应该
尽量找到并回避过敏原？

　　关于过敏（变态反应）在特应性皮炎中的作用，目前有一定争议。尽管特应性皮炎患者经常可以检测出对食物过敏原、气源性过敏原（如花粉、尘螨）过敏，并且常合并出现食物过敏症状及过敏性鼻炎、哮喘等过敏性疾病症状；但食物过敏原主要与儿童阶段的特应性皮炎发作或加重有关，较少引起青少年与成人特应性皮炎加重。

　　因此，专业医生应该与特应性皮炎患者与家属详细分析、寻找其发病病因和诱发加重因素（包括非特异性诱发因素及特异性过敏原诱发因素等），告知其回避策略。并非只是寻找过敏原、回避过敏原就能减少特应性皮炎发作。

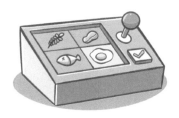

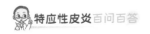特应性皮炎 百问百答

特应性皮炎患者能打疫苗吗?

处于稳定期的轻中度特应性皮炎患者,可不必过分担心接种疫苗引起皮炎反复或加重,可按照正常接种流程进行接种,接种时避开特应性皮炎皮损部位即可。

如果特应性皮炎患者病情较重、皮炎处于急性期或皮损面积广泛,则建议暂不接种疫苗。如果患者正在系统使用糖皮质激素、免疫抑制剂或生物制剂治疗,应该避免接种减毒活疫苗。

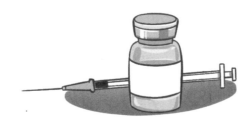

患者备孕、怀孕时注意事项有哪些?

父母罹患特应性疾病,如特应性皮炎、过敏性鼻炎、哮喘等,是后代患特应性疾病的危险因素。在怀孕期间,母亲的免疫反应偏向于Th2细胞因子相关的免疫反应,会增加儿童特应性疾病的易感性。

特应性皮炎患者在怀孕之前应与医生充分沟通,评估疾病控制情况及目前治疗方案对胎儿可能的影响,原则上应在疾病控制较稳定状态时进行备孕。备孕期间及怀孕期间应禁止吸烟及饮酒,保持良好且稳定的情绪,避免焦虑、高压及抑郁状态。母亲的饮食习惯与后代患哮喘、过敏性鼻炎及特应性皮炎之间的关系仍存在争议,孕前及孕期应正常摄入有机肉类、水果、蔬菜或鸡蛋,严格的饮食限制并不能降低后代罹患特应性疾病的风险。研究表明,孕期适当补充维生素、矿物质和益生菌,可能有助于减少婴幼儿食物过敏风险。

推荐以顺产作为首选生产方式,母乳喂养作为出生后6个月内最主要的营养来源。因为配方奶粉会增加牛奶过敏的风险。

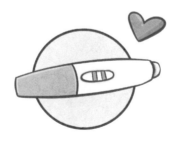

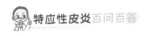

哺乳期妇女特应性皮炎发作要注意什么?

1. 及时就医。在医生指导下涂抹及服用药物,从而尽可能降低并发症的发生和对婴儿的影响。

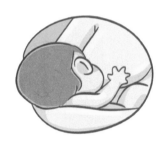

2. 避免搔抓、预防感染。疾病发作以后会出现皮肤瘙痒的症状。这时千万不要用手去抓挠,防止抓破皮肤引起细菌感染,使病情更加严重。

3. 保持愉悦情绪。产后的生理变化和心理压力也可能加重其已经存在的特应性皮炎,尤其是压力和睡眠不足会使病情恶化。

4. 在日常生活中一定要注意个人卫生。勤洗衣服,勤洗澡;衣服也要穿宽松透气的棉质衣服;要使用中性的洗护用品,不要使用肥皂或者是太热的水清洗皮肤。

5. 合理饮食,增强免疫力。在孕期,产妇就应该饮食清淡合理;平时要多参加体育活动,增加身体抵抗力。

宝宝得了特应性皮炎，母亲应当注意什么？

首先，发现皮损后及时就医，遵医嘱进行治疗。

其次，患儿常见的过敏原以吸入性过敏原为主，如花粉、尘螨、灰尘等，故应当注意环境卫生，改善居住条件，尽量减少居住环境中的尘螨和灰尘密度。

再次，注意宝宝居住环境不要过于闷热，避免宝宝抓破皮肤引起细菌感染。

最后，合理规避食物过敏原，但不要过度限制饮食，以免宝宝出现营养不良的情况，影响生长发育。

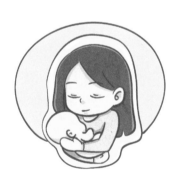

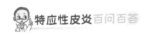

哪些工具或平台能够为医生和患者提供专业的疾病信息？

对于患者，如需了解特应性皮炎的相关信息，建议大家关注一些专业医疗机构官网上的科普等相关版块或公众号，以及线上医疗网站等。中国康复医学会旗下专为特应性皮炎患者创建的"中国 AD 之家"公众号，为患者提供了学习相关疾病知识、与病友交流的平台，内容简单易懂，适合患者学习。提醒患者，网络信息要注意甄别真伪及可靠性，也不可一知半解就私自用药。

对于医疗专业人士，常用的疾病知识分享、交流平台有"优麦会讯""得码学苑"等公众号。

医生常用于辅助诊治的工具如研究者整体评价（IGA）、湿疹面积和严重程度指数评分（EASI）、特应性皮炎控制工具（ADCT）、皮肤瘙痒模拟尺评估（VAS）、皮肤病生活质量指数（DLQI）等评估量表。每种工具的使用可根据临床需要选择。

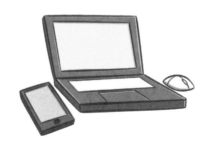

参考文献

[1] 中华医学会皮肤性病学分会免疫学组，特应性皮炎协作研究中心 . 中国特应性皮炎诊疗指南（2020 版）. 中华皮肤科杂志，2020，53（2）：81-88.

[2] 中国医师协会皮肤科医师分会儿童皮肤病专业委员会，中华医学会皮肤性病学分会儿童学组，中华医学会儿科学分会皮肤性病学组 . 儿童特应性皮炎相关食物过敏诊断与管理专家共识 . 中华皮肤科杂志，2019，52（10）：711-716.

[3] SIDBURY R，TOM W L，BERGMAN J N，et al.Guidelines of care for the management of atopic dermatitis：section 4. Prevention of disease flares and use of adjunctive therapies and approaches.J Am Acad Dermatol，2014，71（6）：1218-1233.

[4] 陈同辛，洪莉，王华，等 . 中国婴儿轻中度非 IgE 介导的牛奶蛋白过敏诊断和营养干预指南 . 中华实用儿科临床杂志，2022，37（4）：241-250.

[5] MARRS T，LOGAN K，CRAVEN J，et al.Dog ownership at three months of age is associated with protection against food allergy. Allergy，2019，74（11）：2212-2219.

[6] 马仕坤，尹佳 . 宠物与过敏 . 中华临床免疫和变态反应杂志，2017，11（1）：86-91.

[7] WOLLENBERG A，CHRISTEN-ZÄCH S，TAIEB A，et al. ETFAD/EADV task force 2020 position paper on diagnosis and treatment of atopic dermatitis inadult and children. J Eur Acad Dermatol Venereol，2022，34（12）：2717-2744.

[8] ELIAS P M，STEINHOFF M."Outside-to-inside"（and now back to

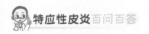

"outside") pathogenic mechanisms in atopic dermatitis. J Invest Dermatol, 2008, 128（5）: 1067-1070.

[9] OSAWA R, AKIYAMA M, SHIMIZU H. Filaggrin gene defects and the risk of developing allergic disorders. Allergol Int, 2011, 60（1）: 1-9.

[10] KIM B E, LEUNG D Y.Epidermal barrier in atopic dermatitis. Allergy Asthma Immunol Res, 2012, 4（1）: 12-16.

[11] GUPTA J, GRUBE E, ERICKSEN M B, et al. Intrinsically defective skin barrier function in children with atopic dermatitis correlates with disease severity. J Allergy Clin Immunol, 2008, 121（3）: 725-730.

[12] CORK M J, BRITTON J, Butler L, et al. Comparison of parent knowledge, therapy utilization and severity of atopic eczema before and after explanation and demonstration of topical therapies by a specialist dermatology nurse. Br J Dermatol, 2003, 149（3）: 582-589.

[13] MSIKA P, DE BELILOVSKY C, PICCARDI N, et al. New emollient with topical corticosteroid-sparing effect in treatment of childhood atopic dermatitis: SCORAD and quality of life improvement. Pediatr Dermatol, 2008, 25（6）: 606-612.

[14] GRIMALT R, MENGEAUD V, CAMBAZARD F.The steroid-sparing effect of an emollient therapy in infants with atopic dermatitis: a randomized controlled study. Dermatology, 2007, 214（1）: 61-67.

[15] LUCKY AW, LEACHAD, LASKARZEWSKI P, et al. Use of an emollient as a steroid-sparing agent in the treatment of mild to moderate atopic dermatitis in children. Pediatr Dermatol, 1997, 14（4）: 321-324.

[16] SZCZEPANOWSKA J，REICH A，SZEPIETOWSKI J C.Emollients improve treatment results with topical corticosteroids in childhood atopic dermatitis：a randomized comparative study. Pediatr Allergy Immunol，2008，19（7）：614-618.

[17] 路坦，王珊，王榴慧，等．一种含青刺果油等提取物的润肤剂改善儿童特应性皮炎缓解期临床症状的多中心、随机、平行对照临床研究．中华皮肤科杂志，2019，52（8）：537-541.

[18] WANG S，WANG L，LI P，et al. The improvement of infantile atopic dermatitis during the maintenance period：A multicenter，randomized，parallel controlled clinical study of emollients in Prinsepia utilis Royle. Dermatol Ther，2020，33（2）：e13153.

[19] MA L，LI P，TANG J，et al. Prolonging Time to Flare in Pediatric Atopic Dermatitis：a randomized，investigator-blinded，controlled，Multicenter Clinical Study of a Ceramide-Containing Moisturizer.adv Ther，2017，34（12）：2601-2611.

[20] SIMPSON E L，CHALMERS J R，HANIFIN J M，et al. Emollient enhancement of the skin barrier from birth offers effective atopic dermatitis prevention. J Allergy Clin Immunol，2014，134（4）：818-823.

[21] HORIMUKAI K，MORITA K，NARITA M，et al. Application of moisturizer to neonates prevents development of atopic dermatitis. J Allergy Clin Immunol，2014，134（4）：824-830.

[22] National Collaborating Centre for Women's and Children's Health（UK）.Atopic eczema in children：management of atopic eczema in children from birth up to the age of 12 years.London：RCOG Press，2007：12.

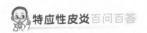
[23] WOLLENBERG A，BARBAROT S，BIEBER T，et al. Consensus-based European guidelines for treatment of atopic eczema（atopic dermatitis）in adults and children：part I. J Eur Acad Dermatol Venereol，2018，32（5）：657-682.

[24] NOLAN K，MARMUR E. Moisturizers：Reality and the skin benefits. Dermatol Ther，2012，25（3）：229–233.

[25] NG J P，LIEW H M，ANG S B.Use of emollients in atopic dermatitis. J Eur Acad Dermatol Venereol，2015，29（5）：854-857.

[26] 马琳.儿童皮肤病学.北京：人民卫生出版社，2014：10-11.

[27] HON K L，LEUNG A K.Use of ceramides and related products for childhood-onset eczema. Recent Pat Inflamm Allergy Drug Discov，2013，7（1）：12-19.

[28] TESSEMA E N，GEBRE-MARIAM T，NEUBERT R H H，et al. Potential Applications of Phyto-Derived Ceramides in Improving Epidermal Barrier Function. Skin Pharmacol Physiol，2017，30（3）：115-138.

[29] AGRAWAL R，WOODFOLK J A.Skin barrier defects in atopic dermatitis. Curr Allergy Asthma Rep，2014，14（5）：433.

[30] SIMPSON E，BÖHLING A，BIELFELDT S，et al. Improvement of skin barrier function in atopic dermatitis patients with a new moisturizer containing a ceramide precursor. J Dermatolog Treat，2013，24（2）：122-125.

[31] LEE S E，JUNG M K，OH S J，et al.Pseudoceramide stimulates peroxisome proliferator-activated receptor- expression in a murine model of atopic dermatitis：molecular basis underlying the anti

inflammatory effect and the preventive effect against steroid-induced barrier impairment. Arch Dermatol Res，2015，307（9）：781-792.

[32] LEUNG A K，HON K L，ROBSON W L.Atopic dermatitis.adv Pediatr，2007，54：241-273.

[33] LEUNG T N，HON K L.Eczema therapeutics in children：what do the clinical trials say?. Hong Kong Med J，2015，21（3）：251-260.

[34] ROBINSON M，VISSCHER M，LARUFFA A，et al. Natural moisturizing factors（NMF）in the stratum corneum（SC）.I. Effects of lipid extraction and soaking. J Cosmet Sci, 2010, 61（1）: 13-22.

[35] WARNER R R，BOISSY Y L，LILLY N A，et al. Water disrupts stratum corneum lipid lamellae：damage is similar to surfactants. J Invest Dermatol，1999，113（6）：960-966.

[36] DANBY S G，BROWN K，HIGGS-BAYLISS T，et al. The Effect of an Emollient Containing Urea，Ceramide NP，and Lactate on Skin Barrier Structure and Function in Older People with Dry Skin. Skin Pharmacol Physiol，2016，29（3）：135-147.

[37] FRANSEN M，OVERGAARD L E K，JOHANSEN J D，et al. Contact allergy to lanolin：temporal changes in prevalence and association with atopic dermatitis. Contact Dermatitis，2018，78（1）：70–75.

[38] WOLLENBERG A，ORANJE A，DELEURAN M，et al.ETFAD/EADV Eczema task force 2015 position paper on diagnosis and treatment of atopic dermatitis in adult and paediatric patients. J Eur Acad Dermatol Venereol，2016，30（5）：729-747.

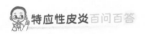

[39] CHIRICOZZI A, BELLONI FORTINA A, GALLI E, et al. Current therapeutic paradigm in pediatric atopic dermatitis: Practical guidance from a national expert panel. Allergol Immunopathol (Madr), 2019, 47 (2): 194-206.

[40] LACK G, FOX D, NORTHSTONE K, et al.Factors associated with the development of peanut allergy in childhood. N Engl J Med, 2003, 348 (11): 977-985.

[41] BOUSSAULT P, LÉAUTÉ-LABRÈZE C, SAUBUSSE E, et al. Oat sensitization in children with atopic dermatitis: prevalence, risks and associated factors. Allergy, 2007, 62 (11): 1251-1256.

[42] ELMARIAH S B.Adjunctive management of itch in atopic dermatitis. Dermatol Clin, 2017, 35 (3): 373-394.

[43] SIDBURY R, KODAMA S. Atopic dermatitis guidelines: diagnosis, systemic therapy, and adjunctive care.Clin Dermatol, 2018, 36(5): 648-652.

[44] EL HACHEM M, DI MAURO G, ROTUNNO R, et al. Pruritus in pediatric patients with atopic dermatitis: a multidisciplinary approach summary document from an Italian expert group.Ital J Pediatr, 2020, 46 (1): 11.

[45] HUET F, FAFFA M S, POIZEAU F, et al. Characteristics of pruritus in relation to self-assessed severity of atopic dermatitis. Acta Derm Venereol, 2019, 99 (3): 279-283.

[46] FUJII M. Current understanding of pathophysiological mechanisms of atopic dermatitis: interactions among skin barrier dysfunction, immune abnormalities and pruritus.Biol Pharm Bull, 2020, 43 (1): 12-19.

[47] WANG F, TRIER AM, LI F, et al. A basophil-neuronal axis promotes itch. Cell, 2021, 184（2）: 422-440.

[48] LAVERY M J, STULL C, KINNEY M O, et al. Nocturnal Pruritus: The Battle for a Peaceful Night's Sleep .Int J Mol Sci, 2016, 17(3): 425.

[49] UMEHARA Y, KIATSURAYANON C, TRUJILLO-PAEZ J V, et al. Intractable Itch in Atopic Dermatitis: Causes and Treatments. Biomedicines, 2021, 9（3）: 229.

[50] BALAKIRSKI G, NOVAK N. Atopic dermatitis and pregnancy. J Allergy Clin Immunol, 2022, 149（4）: 1185-1194.

[51] BOOLCHANDANI H, HORWITZ R, SOFFER G. An integrative medicine review of primary prevention of allergy in pediatrics. Complement Ther Med, 2021, 58: 102695.

[52] PFALLER B, BENDIEN S, DITISHEIM A, et al.Management of allergic diseases in pregnancy. Allergy, 2022 , 77（3）: 798-811.